Tapan R Kumbhani
Dhaval T Fefar

Análise exaustiva de tumores caninos

Tapan R Kumbhani
Dhaval T Fefar

Análise exaustiva de tumores caninos

Informações citológicas, histopatológicas e imunohistoquímicas

ScienciaScripts

Imprint
Any brand names and product names mentioned in this book are subject to trademark, brand or patent protection and are trademarks or registered trademarks of their respective holders. The use of brand names, product names, common names, trade names, product descriptions etc. even without a particular marking in this work is in no way to be construed to mean that such names may be regarded as unrestricted in respect of trademark and brand protection legislation and could thus be used by anyone.

Cover image: www.ingimage.com

This book is a translation from the original published under ISBN 978-620-6-77019-0.

Publisher:
Sciencia Scripts
is a trademark of
Dodo Books Indian Ocean Ltd. and OmniScriptum S.R.L publishing group

120 High Road, East Finchley, London, N2 9ED, United Kingdom
Str. Armeneasca 28/1, office 1, Chisinau MD-2012, Republic of Moldova, Europe
Printed at: see last page
ISBN: 978-620-7-63891-8

Conteúdo

RESUMO

O presente estudo teve como objetivo comparar o diagnóstico citológico e histopatológico de tumores caninos, e confirmar a sua origem e natureza através da imunohistoquímica. O estudo incluiu vinte e seis casos de tumores caninos.

Inicialmente, foi efectuado um exame citológico utilizando FNAC e coloração, seguido de biópsia excisional para exame histopatológico e imunohistoquímico. Os esfregaços citológicos foram corados com Giemsa, H&E e azul de toluidina para tumores de mastócitos. As secções histopatológicas foram coradas com H&E, e a coloração com azul de toluidina e tricrómio de Masson foi utilizada para os tumores de mastócitos e os casos de fibroma, respetivamente.

O estudo revelou quatro casos de tumores epiteliais (15,38%), cinco casos de tumores mesenquimais (19,23%), seis casos de tumores de células redondas (23,07%) e onze casos de tumores da glândula mamária (42,30%). Os tumores epiteliais incluíam o carcinoma espinocelular e o tricoblastoma, enquanto os tumores mesenquimais compreendiam o fibroma, o leiomioma e o hemangioma. Os tumores de células redondas consistiam em tumores de mastócitos, TVT e linfoma, enquanto os tumores da glândula mamária incluíam vários subtipos.

Citologicamente, catorze casos foram diagnosticados como benignos, onze como malignos e um como não neoplásico. O exame histopatológico confirmou catorze tumores benignos e doze malignos. A citologia mostrou uma sensibilidade de 76,92% e uma especificidade de 92,3% no diagnóstico de malignidade. A concordância global entre os diagnósticos citológico e histopatológico foi de 84,61% (22/26), com três resultados falsos negativos e um falso positivo.

A imunohistoquímica utilizando os marcadores PCNA, Ki-67, pancitoqueratina (PCK), vimentina e desmina foi realizada em secções de tecido. Os tumores epiteliais mostraram imunorreactividade positiva para a PCK, enquanto os tumores mesenquimatosos foram positivos para a vimentina. A desmina não mostrou imunorreactividade em nenhum dos casos. Os tumores epiteliais foram negativos para a vimentina, exceto num caso de carcinoma de células escamosas, enquanto os tumores mesenquimatosos não apresentaram imunorreactividade para a PCK. A expressão de PCNA e Ki-67 variou nos diferentes tipos de tumores. Os tumores epiteliais obtiveram pontuações de reatividade de 3 a 4 para o PCNA, os tumores mesenquimatosos obtiveram pontuação 1 e os tumores de células redondas obtiveram pontuação 2 ou 3, exceto o tumor de mastócitos, que não mostrou imunorreactividade para o PCNA. Os tumores mesenquimais e os tumores de mastócitos não apresentaram imunorreactividade para o Ki-67, enquanto os tumores epiteliais obtiveram uma reatividade de 2, exceto o adenoma papilar cístico e o carcinoma tubular, que obtiveram uma reatividade de 1. Os tumores de células redondas obtiveram uma reatividade de 2, exceto o tumor de mastócitos.

I INTRODUÇÃO

Desde tempos imemoriais, o papel dos cães como animais de estimação e de companhia tem sido amplamente reconhecido a nível mundial. Hoje em dia, o cão é o mais próximo do homem e tornou-se um amigo fiel, um ajudante e um protetor, tendo-se desenvolvido uma relação socialmente interessante entre o homem e o cão, que não tem equivalente noutros animais domésticos. Assim, o cão tornou-se um membro indispensável e único da família humana. A maior ligação emocional justifica, por conseguinte, cuidados de saúde precisos para uma maior esperança de vida dos cães.

Entre os animais domésticos, o tumor parece ser mais comum em cães quando comparado com outras espécies (Felisbina e eCarlos, 2002). O cancro é uma das principais causas de morte em cães, causando até 41% de mortalidade (Bonnet *et al.*, 2005). Embora se tenham registado progressos significativos no diagnóstico e tratamento do cancro, este continua a ser uma doença letal nos animais de companhia (Kumar *et al.*, 2010). Com o aumento da utilização de vacinas e antibióticos nos animais domésticos, a mortalidade devida a doenças infecciosas diminuiu drasticamente. Consequentemente, a neoplasia tornou-se de maior importância para o veterinário praticante e mais do seu tempo é agora empregue no diagnóstico, prognóstico e tratamento de tumores.

Os cães desenvolvem tumores espontâneos com comportamentos histopatológicos e biológicos semelhantes aos dos tumores humanos. Assim, o estudo de tumores em cães também ajudará a oncologia médica em termos de diagnóstico, prognóstico e compreensão da natureza e do comportamento clínico do tumor.

Um tumor pode ser definido como um novo crescimento anormal de tecido, benigno ou maligno, que não possui qualquer função fisiológica e resulta da proliferação rápida e descontrolada de células. Pode ter uma origem epitelial, mesenquimal ou mista. As células epiteliais incluem o epitélio escamoso da pele, as células dos tractos respiratório, digestivo, urinário e reprodutor, todas as glândulas (exócrinas e endócrinas) e as células de origem neuro-ectodérmica. Os elementos mesenquimais incluem o tecido conjuntivo, os músculos estriados e lisos, as células sanguíneas e endoteliais e os tecidos relacionados, como a sinóvia, o mesotélio e as meninges (Meuten, 2017).

Apesar da disponibilidade de uma vasta gama de modalidades de diagnóstico do cancro, nenhuma modalidade é infalível para a identificação do cancro. Os métodos laboratoriais, como a citologia aspirativa por agulha fina e a histopatologia, são ferramentas muito úteis para o diagnóstico de um tumor. A ultrassonografia e a radiografia podem ser utilizadas para uma maior confirmação do cancro e das suas metástases. A microscopia eletrónica é o método de diagnóstico mais avançado para diferenciar os detalhes celulares de vários cancros (Henry e Higginbotham, 2010; Morris e Dobson, 2001).

Atualmente, a tendência mundial é procurar um método rápido e pouco dispendioso de diagnóstico de tumores para diminuir ou evitar a mortalidade nos cães. A histopatologia é considerada o padrão ouro para o diagnóstico de um tumor. No entanto, exige uma amostragem invasiva e longas horas de processamento das amostras de tecido. Por conseguinte, é necessária uma técnica de diagnóstico rápida, pouco dispendiosa, menos dolorosa e facilmente repetível, e essa técnica é a citologia. A citologia refere-se à avaliação microscópica de células que foram esfoliadas naturalmente ou removidas artificialmente do corpo ou da massa de tecido. A técnica requer um mínimo de instrumentos sofisticados e é uma técnica relativamente não invasiva (Engzell *et al.*, 1971).

A citologia é uma técnica altamente específica e sensível e é amplamente aceite para o diagnóstico de várias doenças humanas e animais (Cohen *et al.*, 2003). A interpretação citológica é frequentemente valiosa para estabelecer um diagnóstico, identificar o processo da doença, orientar a terapêutica, formar um prognóstico e determinar o procedimento a seguir (Valenciano e Cowell, 2014). Embora a citologia seja uma técnica rápida e pouco dispendiosa, tem algumas limitações. A principal limitação da citologia é a dificuldade em obter uma quantidade adequada de amostra e é muito difícil interpretar lâminas citológicas sem experiência e, se uma pessoa sem experiência der a interpretação, pode levar a resultados falso-positivos ou falso-negativos. Embora o diagnóstico inicial possa ser feito com base na citologia aspirativa por agulha fina (FNAC), não é fiável, uma vez que estes tumores são difíceis de classificar com base na citologia. Por conseguinte, a histopatologia torna-se necessária para um diagnóstico exato (Alenza *et al.*, 2000).

A histopatologia dos tecidos tumorais revela a morfologia exacta das células neoplásicas, bem como a sua distribuição e organização, pelo que é considerada o padrão de ouro para o diagnóstico e a classificação dos tumores. A histopatologia ajuda a avaliar a natureza e o comportamento dos tumores, bem como a diferenciação entre tumores benignos e malignos. A determinação histológica de células tumorais pouco diferenciadas é frequentemente difícil. Certos tumores são histologicamente semelhantes e é muito difícil diferenciá-los apenas através da histopatologia. Assim, é necessária uma técnica de diagnóstico que possa diferenciar tumores histologicamente semelhantes, determinar a origem da neoplasia e prever o comportamento do tumor. Uma técnica que preenche os critérios acima referidos é a imunohistoquímica (IHC).

A imunohistoquímica é uma técnica que permite identificar constituintes celulares ou tecidulares, antigénios, através de interacções antigénio-anticorpo. A IHC desempenha um papel importante na determinação da origem das células neoplásicas, no prognóstico e na diferenciação dos tumores através da utilização de marcadores tumorais (Varghese *et al.*, 2013). Os marcadores tumorais são as biomacromoléculas, principalmente proteínas, que incluem receptores, antigénios de superfície, proteínas citoplasmáticas, enzimas, oncogenes e os seus produtos. Estes são produzidos pelo organismo em resposta ao crescimento canceroso ou pelo próprio tecido canceroso (Babu *et al.*, 2012).

Atualmente, a avaliação da cinética celular é uma área de interesse no domínio da oncologia moderna. O estudo de parâmetros que reflectem a fase do ciclo celular da célula neoplásica é útil para a avaliação do comportamento biológico dos tumores e esse parâmetro é a taxa de proliferação do tumor, que pode ser determinada por biomarcadores proliferativos. Os marcadores tumorais proliferativos, como o PCNA e o Ki-67, são utilizados para estimar a taxa de proliferação das células neoplásicas. A deteção imuno-histoquímica de marcadores tumorais como as citoqueratinas e as queratinas (células epiteliais), a vimentina (células mesenquimatosas) e a desmina (células musculares) é útil para o diagnóstico confirmatório de neoplasias em seres humanos, bem como em medicina veterinária.

O PCNA é um complexo trimérico em forma de anel presente no núcleo de uma célula que desempenha papéis essenciais na síntese de ADN associada tanto à replicação como à reparação do ADN (De Moraes *et al.*, 2012). A expressão do PCNA aumenta nas células em proliferação em comparação com as células quiescentes. A sua expressão aumenta rapidamente a partir da fase G1 tardia, sendo mais abundante durante a fase S e, em seguida, diminui para um nível indetetável nas fases G2 e M do ciclo celular. Por conseguinte, a sua taxa de síntese pode ser diretamente correlacionada com a taxa de proliferação das células. É

considerado um dos factores de prognóstico importantes e determinante da agressividade de um tumor (Mukaratirwa, 2005).
O Ki-67 é uma proteína não-histona que desempenha um papel na regulação do ciclo celular e na síntese de ribossomas (De Moraes *et al.*, 2012). Está presente em todas as fases activas do ciclo celular, mas ausente nas células em repouso. Assim, a proteína Ki-67 é um excelente marcador para determinar células em proliferação em neoplasias humanas e animais (Ozaki *et al.*, 2007).
As citoqueratinas (CK) são as proteínas de filamento intermédio que estão presentes no citoplasma de todas as células epiteliais e dos seus tumores. Estas são constituídas por uma família de proteínas multigénicas altamente complexas (Babu *et al.*, 2012). Após a sua libertação a partir de células em proliferação ou apoptóticas, actuam como marcadores úteis para doenças malignas epiteliais.

A pancitoqueratina (PCK) reconhece tanto as CK ácidas (tipo I) como as básicas (tipo II) (Sassi *et al.*, 2008).

A vimentina é uma proteína de filamento intermédio codificada pelo gene VIM que é normalmente expressa em células de origem mesenquimal. É utilizada para manter a integridade celular e proporcionar resistência contra o stress (Satelli e Li, 2011), sendo frequentemente utilizada como marcador de células derivadas do mesênquima ou de células que estão a sofrer uma transição epitelial para mesenquimal durante o desenvolvimento normal e a progressão metastática (Kim *et al.*, 2014).

A desmina pertence à classe dos filamentos "intermédios" (10 nm) e é uma proteína citoplasmática, que se encontra carateristicamente nas células miogénicas (Nagai *et al.*, 1985; Li *et al.*, 1993). É normalmente utilizada como marcador para a determinação de tumores com origem nos músculos.

Existe uma tendência global para procurar uma técnica rápida e pouco dispendiosa para o diagnóstico do tumor e essa técnica é a citologia. Embora seja uma técnica rápida, pouco dispendiosa, menos dolorosa para o animal e facilmente repetível, não consegue distinguir sempre entre tumores benignos e malignos, pelo que, para confirmar o diagnóstico de um tumor, é necessário recorrer à histopatologia. No entanto, em determinadas alturas, ambas as técnicas não conseguem prever o comportamento do tumor e diferenciar tumores histologicamente semelhantes. Assim, a imunohistoquímica ajuda a diferenciar tumores histologicamente semelhantes, bem como a determinar a origem do tumor e a prever o seu comportamento. Por conseguinte, a combinação destas técnicas pode ajudar no diagnóstico preciso e precoce do tumor. Na região de Saurashtra, em Gujarat, regista-se um número crescente de casos de tumores caninos e, tanto para os clínicos como para os proprietários de animais de companhia, é necessário estabelecer uma técnica de diagnóstico rápida e relativamente barata. Tendo em conta o que precede, o presente estudo foi realizado com os seguintes objectivos

1. Estudar os perfis citológicos e histopatológicos dos tumores caninos.
2. Efetuar uma análise comparativa do diagnóstico citológico e histopatológico dos tumores caninos.
3. Caracterizar os tumores caninos por imunohistoquímica.

II REVISÃO DA LITERATURA

O principal objetivo deste capítulo é esclarecer algumas das conclusões dos estudos recentes relacionados com a presente investigação sobre "Estudos citológicos, histopatológicos e imuno-histoquímicos em tumores caninos". A literatura publicada relativa a este tópico foi brevemente analisada a seguir.

-I- Incidência de tumores caninos

Mukaratirwa *et al.* (2005) realizaram um estudo sobre a prevalência e a patologia de biopsias cutâneas de 900 cães no Zimbabué durante 1996-2000. Dos 900 casos, 540 (60%) foram diagnosticados como tumores e os restantes (40%) como condições não neoplásicas. Os tumores mesenquimatosos (44,4%) apresentaram a prevalência mais elevada, seguidos dos tumores epiteliais (39,4%), dos tumores melanocíticos (8,7%) e dos tumores linfo-histiocíticos (7,4%).

Pakhrin *et al.* (2007) efectuaram um estudo retrospetivo sobre a incidência e a patologia dos tumores cutâneos caninos na Coreia. Foi diagnosticado um total de 748 casos de tumores. Com base na origem do tumor, os autores agruparam os tumores em epiteliais e melanocíticos, mesenquimais e hematopoiéticos, de acordo com a classificação da Organização Mundial de Saúde (OMS). De um total de 748, o número de casos de tumores epiteliais e melanocíticos, mesenquimais e hematopoiéticos foi de 426, 291 e 31, respetivamente. Entre todos os tumores, foram encontrados 69,25% de tumores benignos e 30,74% de tumores malignos.

Reddy *et al.* (2007) estudaram 105 casos de tumores em cães. Dos 105 casos, 42 (40%) eram de tumores cutâneos; entre estes, encontraram 19 (45,2%) casos de tumores malignos e 23 (54,8%) casos de tumores benignos. A idade média dos cães acometidos foi de 7,27 anos. Os casos de tumores benignos diagnosticados no estudo foram histiocitoma cutâneo canino (23,8%), adenoma da glândula perianal (7,1%), tumor de mastócitos (7,1%), hemangioma cavernoso (7,1%), fibromixoma (4,8%) e fibroma (4,8%). Os tumores malignos diagnosticados no estudo foram o carcinoma basocelular (19,0%), o carcinoma espinocelular (7,1%), o mixossarcoma (4,8%), o adenocarcinoma da glândula perianal (4,8%), o fibrossarcoma (4,8%), o lipossarcoma (2,4%) e o carcinoma epidermoide (2,4%).

Neelu e Tiwari (2009) estudaram 118 casos de neoplasias caninas de ocorrência espontânea. Dos 118 casos, 109 (91,52%) foram diagnosticados como neoplasias por exame histopatológico. Histopatologicamente, 47,70% dos tumores eram benignos, enquanto 52,29% dos tumores eram malignos. Os tumores benignos diagnosticados no estudo foram o fibroma (22,01%), o adenoma (9,17%), o papiloma (7,33%), o leiomioma (3,84%), o lipoma (2,88%) e o fibroadenoma (2,75%). Os tumores malignos encontrados no estudo foram granuloma venéreo (13,76%), carcinoma de células escamosas (11,52%), fibrossarcoma (9,60%), linfossarcoma (5,76%), carcinoma basocelular (5,50%), adenocarcinoma (3,67%), rabdomiolinfossarcoma (2,88%) e tumor misto (0,96%). Os tumores ocorreram comumente na faixa etária de 6 meses a 12 anos.

Chikweto *et al.* (2011) efectuaram um estudo sobre lesões cutâneas neoplásicas e não neoplásicas de cães em Granada, nas Índias Ocidentais. Foi analisado um total de 225 amostras. Dos 225 casos, 162 (72%) eram condições neoplásicas, 35 (15,6%) eram lesões não neoplásicas e 28 (12,4%) foram diagnosticadas como condições inflamatórias. Dezassete cães apresentavam mais do que um tipo de tumor. Das 162 neoplasias, registou-se a maior ocorrência de hemangiossarcomas (19,1%), seguidos de histiocitomas (8,6%), melanocitomas

(8%), tumores de mastócitos (6,8%), lipomas (6,8%), hemangiopericitomas (6,2%), papilomas (5,6%), fibrossarcomas (5,6%), hemangiomas (4,9%) e carcinomas de células escamosas (4,3%). Os tumores benignos (61,7%) foram mais comuns do que os tumores malignos (38,3%).

Simeonov *et al.* (2011) estudaram os tumores cutâneos caninos durante o período de 2000 a 2010. De um total de 430 casos, 328 foram diagnosticados como neoplasias. Os tumores diagnosticados incluem tumores epiteliais e melanocíticos (76%) e tumores mesenquimais da pele e dos tecidos moles (24%). Os tumores classificados no grupo dos epiteliais e melanocíticos da pele no estudo foram o adenoma da glândula hepatóide (9,3%), o carcinoma de células escamosas (8,6%), o carcinoma da glândula hepatóide (5,34%) e o carcinoma basocelular (5,11%). Os tumores categorizados como tumores mesenquimais da pele e dos tecidos moles no estudo foram lipoma (5,58%), fibrossarcoma (4,41%), hemangiopericitoma (2,32%) e hemangioma (2,09%).

Kashyap *et al.* (2013) estudaram a ocorrência e a patologia de tumores cutâneos e subcutâneos de ocorrência espontânea em cães de outubro de 2010 a setembro de 2011 em Durg, Chhattisgarh. Um total de 25/32 foram diagnosticados como condições neoplásicas com base no exame histopatológico. Dos 25 casos de tumores, foram detectados 15 (60%) casos de tumores benignos e 10 (40%) casos de tumores malignos. A prevalência de tumores foi mais elevada nos cães machos (56%) do que nas fêmeas (44%). Os tumores benignos encontrados no seu estudo foram o fibroma, o fibroadenoma, o histiocitoma e o leiomioma. Os tumores malignos encontrados no estudo foram o carcinoma de células escamosas, o carcinoma de células basais, o fibrossarcoma, o rabdosarcoma, o adenocarcinoma tubulopapilar e o granuloma venéreo.

Roshini *et al.* (2013) estudaram 55 casos de tumores caninos durante o ano de 20112012 na região de Mumbai. Dos 55 casos, 44 foram diagnosticados como tumores por exame histopatológico. Os tumores diagnosticados foram epulis, fibrossarcoma, fibroma, hemangiopericitoma, histiocitoma, leiomiossarcoma, leiomioma, melanoma, adenoma da glândula meibomiana, adenoma e adenocarcinoma da glândula perianal, carcinoma de células escamosas (CCE), tumor de células de Sertoli, seminoma, tumores do osso do crânio, granuloma venéreo e tumores mamários. Os autores referiram que a maior ocorrência do tumor se verificou no grupo etário dos 4-6 anos, com uma proporção igual em cães fêmeas e machos.

Chandravathi *et al.* (2014) efectuaram um estudo sobre tumores de cães em Hyderabad e arredores. Dos 68 casos de tumores, foram encontrados 31 casos de tumores benignos e 37 casos de tumores malignos. Com base na origem, os tumores foram classificados como tumores epiteliais (40), tumores mesenquimais (20), tumores de células redondas (5) e tumores mistos (3) com a ajuda de exame histopatológico. Verificaram que o risco mais elevado de desenvolvimento de tumores foi observado no grupo etário dos 7-9 anos, seguido dos 4-6 anos. Os tumores benignos encontrados no estudo foram o fibroma, o epúlide fibromatoso, o mixoma, o lipoma, o hemangioma, o hemangiopericitoma e o leiomioma. Os tumores malignos encontrados no estudo foram o fibrossarcoma, o linfangiossarcoma, o condrossarcoma, o osteossarcoma e o rabdomiossarcoma.

Arya *et al.* (2018) realizaram um estudo sobre a incidência de neoplasias em cães de maio de 2016 a abril de 2017 em Patna. Estudaram 31 casos de tumores e referiram que a incidência de tumores era mais elevada nas fêmeas do que nos machos. Também referiram que o risco elevado de desenvolvimento de tumores se situava entre os 9-12 anos de idade, seguido de 69 anos, 12-15 anos, 3-6 anos e 0-3 anos, respetivamente. A maior incidência de tumores foi registada na raça Pomerânia (35,48%), seguida do pastor alemão (25,80%), do Labrador retriever (19,35%), do Golden retriever (6,45%), do dálmata (6,45%) e da raça não descrita (3,23%), respetivamente. Os tumores encontrados no seu estudo foram adenocarcinoma sólido (12,90%), tumores mistos da glândula mamária (12,90%), mixoma (12,90%), adenocarcinoma tubular (9,68%), papiloma (9.68%), epulis (9,68%), tumor venéreo transmissível (9,68%), fibroadenoma (6,45%), leiomioma (6,45%), osteossarcoma (6,45%) e fibrossarcoma (3,23%).

Paramjeet (2018) realizou um estudo patológico e imunohistoquímico sobre tumores caninos durante o ano de 2017-18 em Hissar, Haryana. De um total de 32 casos, o autor encontrou 6 casos de tumores epiteliais (18,75%), 15 casos de tumores mesenquimais (46,87%) e 11 casos de tumores mamários (34,37%). Os tumores epiteliais incluíam papiloma, carcinoma de células escamosas, carcinoma basocelular e adenoma de glândula hepatoide. Os tumores mesenquimatosos incluíam fibroma, mixofibroma, lipoma, lipofibroma, hemangioma, hemangiopericitoma, leiomiossarcoma, histiocitoma fibrocítico maligno, mastocitoma e tumor venéreo transmissível. Os tumores mamários foram classificados como fibroadenoma, adenoma cístico papilar intraductal, carcinoma tubular, carcinoma tubulo-papilar, carcinoma sólido e carcinoma de tipo misto. Com base na natureza, classificou os tumores em benignos (56,25%) e malignos (43,75%).

-I- Citologia e histopatologia dos tumores caninos

O diagnóstico de um tumor pode ser efectuado por citologia, histopatologia ou pela combinação de ambas as técnicas. A histopatologia demora muito tempo a diagnosticar os tumores caninos, embora seja considerada a norma de ouro para o diagnóstico de tumores. A citologia é uma técnica que pode fornecer um diagnóstico rápido e é atualmente utilizada com frequência no diagnóstico de tumores, mas requer conhecimentos especializados na interpretação de lâminas citológicas. Muitas vezes há dificuldade em obter uma amostra citológica adequada e as probabilidades de ocorrência de artefactos são maiores na citologia. A histopatologia elimina as limitações da citologia em termos de determinação das margens cirúrgicas, qualidade da amostra e artefactos. O diagnóstico confirmatório do tumor só pode ser efectuado pela histopatologia. Os trabalhos recentes sobre citologia e histopatologia de tumores caninos são revistos a seguir.

Smith *et al.* (2002) estudaram a citologia e a histopatologia dos melanomas
que revelaram núcleos centrais a excentricamente colocados, redondos a ovais, com cromatina moderadamente densa a muito fina e nucléolos proeminentes ovais, redondos ou angulares. Os núcleos são geralmente únicos, mas ocasionalmente também podem ser encontrados bi-nucleados ou multinucleados. O rácio entre o núcleo e o citoplasma era moderadamente elevado a elevado. As variantes epitelioide e de células redondas mostraram uma adesão variável célula a célula, o que é comummente observado nos tumores epiteliais. O citoplasma tende a corar-se de cinzento muito claro a moderadamente escuro a azul-acinzentado com as colorações de Romanowski. Afirmaram que a diferenciação de tumores benignos e malignos pode ser difícil utilizando apenas a técnica de citologia porque as figuras mitóticas podem não estar suficientemente bem preservadas para serem identificadas e o número de células em cada campo de alta potência não é uniforme. Histopatologicamente, os tumores revelavam células redondas individuais ou em pequenos grupos, citoplasma vítreo abundante com bordos celulares discretos, núcleos grandes e nucléolos proeminentes.

Verificaram que as células tumorais apresentavam um comportamento "pagetóide".
Vasudevan *et al.* (2004) efectuaram uma análise citológica e histopatológica de nove casos de tumores cutâneos caninos. Foram obtidas biópsias por aspiração com agulha fina (PAAF) e esfregaços de impressão de biópsias excisionais para exame citológico. Verificaram que a PAAF era superior às técnicas de impressão devido à elevada celularidade nos tumores epiteliais, mas os resultados do esfregaço de impressão eram melhores nos tumores mesenquimatosos do que na PAAF. As colorações utilizadas no seu estudo foram a coloração de Wright, a coloração de Wright-Giemsa, Diff-Quik e May-Grunwald-Giemsa (MGG). No exame citológico, foram encontradas características microscópicas como o aspeto plasmocitóide com espaço perinuclear da zona de Golgi no osteossarcoma, o padrão em redemoinho de células em forma de girino no hemangiopericitoma e células em anel de sinete no tumor misto da glândula mamária. Todos os casos de tumores foram confirmados por exame histopatológico. Os autores afirmaram que o diagnóstico citológico foi mais eficaz nos tumores epiteliais do que nos tumores mesenquimatosos.
Krithiga *et al.* (2005a) estudaram o diagnóstico citológico e histopatológico de tumores cutâneos e de células anexiais caninos. De um total de 65 casos, diagnosticaram 14 casos de tumores cutâneos de células epiteliais através de exame histopatológico, incluindo carcinoma de células escamosas (3), adenoma da glândula perianal (3), carcinoma anaplásico (2), carcinoma basocelular (2), adenoma da glândula sebácea (2), papiloma (1) e adenocarcinoma da glândula ceruminosa (1). As células tumorais eram redondas a caudadas. Citologicamente, o carcinoma basocelular revelou pequenas células cuboidais com um núcleo oval, dispostas firmemente num padrão linear, nucléolo indistinto e cromatina fina; o papiloma e o carcinoma espinocelular mostraram células epiteliais queratinizadas; adenoma da glândula sebácea com células epiteliais com citoplasma vacuolado e células basais indiferenciadas; adenocarcinoma da glândula ceruminosa com células caudadas com citoplasma pálido e adenoma da glândula perianal revelou células hepatóides e de reserva.
Sauer (2007) estudou as características citológicas do mioepitelioma maligno em mulheres de 70 anos. O aspirado citológico consistia em células fusiformes simples ou polimórficas, poligonais, com pleomorfismo ligeiro e nucléolos distintos. As células apresentavam um padrão de cromatina granular juntamente com a presença de figuras mitóticas no esfregaço citológico. Histopatologicamente, o autor observou células fusiformes e poligonais com pleomorfismo distinto, juntamente com 6-9 figuras mitóticas por campo de alta potência (HPF).
Thangathurai *et al.* (2008) efectuaram o diagnóstico citológico e a sua correlação com o diagnóstico histopatológico em três casos de um tumor venéreo transmissível canino. Dois casos de Spitz e um caso de cadela labrador foram obtidos com massas tumorais na vagina e na vulva. O exame citológico revelou elevada celularidade com anisocariose, vacúolos pontilhados no citoplasma e cromatina nuclear grosseira a reticulada. A histopatologia revelou placas de células redondas com variações nucleares e citoplasmáticas.
Chandrashekaraiah *et al.* (2011) analisaram 138 casos de tumores ou crescimentos semelhantes a tumores e encontraram 17 casos de carcinomas de células escamosas (CEC). Após o exame citológico, o CEC mostrou um grande número de indivíduos ou grupos de células escamosas malignas. As células tinham uma forma redonda a caudada, eram pleomórficas e apresentavam anisocitose e anisocariose. A anisocariose inclui núcleos do tipo picnótico a grande, binucleação/multinucleação, rácio variável entre o núcleo e o citoplasma e vacuolização perinuclear. Histologicamente, foram observados cordões ou ninhos de células

neoplásicas em proliferação com células poliédricas imaturas na periferia e pérolas epiteliais lamelares eosinofílicas típicas (pérolas de queratina) no centro nos CEC bem diferenciados. Os CEC moderadamente diferenciados revelaram cordões ou ninhos de células em proliferação separados por um fino estroma fibroso.

Hosseini *et al.* (2014) estudaram um caso de tumor de mastócitos numa cadela Terrier preta de 5 anos de idade. Estava presente uma massa tumoral na pata dianteira direita proximal e foi preparado um esfregaço de impressão a partir de uma amostra de biópsia excisional que foi depois corada com Giemsa. O exame citológico revelou mastócitos com numerosos grânulos de coloração metacromática, anisocitose, anisocariose com elevado rácio nuclear/citoplasmático, nucléolos proeminentes e figuras mitóticas atípicas marcadas. Os grânulos das células rompidas foram observados no fundo com a presença de um número moderado de eosinófilos. O exame histopatológico revelou folhas de células redondas neoplásicas na derme infiltradas no colagénio dérmico adjacente e invasão difusa de células tumorais redondas a pleomórficas no subcutâneo. As células tumorais apresentavam núcleos redondos a ovóides com cromatina dispersa, citoplasma moderado a abundante, presença de figuras mitóticas e grânulos metacromáticos atípicos nas células.

Kotrappa *et al.* (2014) realizaram um estudo sobre o exame citológico e histopatológico de tumores não epiteliais e de células não redondas. Dos 17 casos de tumores, encontraram cinco casos de melanoma maligno, cinco casos de fibrossarcoma, três casos de lipoma, dois condrossarcomas, um schwannoma maligno e um caso de osteossarcoma. Citologicamente, os tumores revelaram graus variados de pleomorfismo celular, anaplasia e figuras mitóticas. Histopatologicamente, os tumores apresentavam células redondas atípicas dispostas em fascículos entrelaçados. As células eram poligonais a redondas ou alongadas com bordos distintos e continham uma quantidade moderada de citoplasma eosinofílico.

Manesh *et al.* (2014) estudaram um relato de caso sobre a análise citológica e histopatológica do carcinoma de células escamosas (CCE) do prepúcio num cão terrier misto. A citologia aspirativa por agulha fina da massa cutânea revelou células redondas a caudadas com pleomorfismo nuclear, anisocitose, anisocariose, núcleos redondos, nucléolos distintos e padrão de cromatina grosseiro. O exame histopatológico revelou células redondas atípicas dispostas em fascículos entrelaçados e células queratinizadas com a formação de pérolas epiteliais típicas.

-I- Comparação do diagnóstico citológico e histopatológico do tumor canino

Nem todos os tumores podem ser diagnosticados apenas com base na citologia. Devido às limitações da citologia, existem hipóteses de resultados falsos positivos e falsos negativos no diagnóstico de tumores. Para evitar este tipo de resultados, é necessária a confirmação histopatológica. A comparação entre o diagnóstico citológico e o histopatológico permite evitar resultados falsos positivos e falsos negativos. A comparação pode ser efectuada através da determinação da sensibilidade e especificidade da técnica no diagnóstico de tumores. O material científico recente disponível sobre a comparação do diagnóstico citológico e histopatológico de tumores caninos é brevemente revisto em seguida.

Simeonov e Stoikov (2006) efectuaram um estudo comparativo entre o diagnóstico citológico e histológico de tumores mamários caninos espontâneos em 70 casos de cães. Dos 75 casos, o diagnóstico citológico estava de acordo com o diagnóstico histopatológico em 57 (81,4%) casos, enquanto o diagnóstico citológico diferia do diagnóstico histopatológico em 13 (18,6%) casos. A citologia revelou 7,1% de resultados falso-positivos e 11,4% de resultados falso-negativos. Dos 13 tumores benignos e dos 57 tumores malignos, o diagnóstico citológico revelou-se correto em 11 e 46 casos, respetivamente.

Simon *et al.* (2009) estudaram o diagnóstico citológico de tumores mamários caninos em 50 casos de cães e compararam-no com o diagnóstico histopatológico.

A histopatologia foi considerada um padrão de ouro para o diagnóstico do tumor no estudo. As amostras citológicas foram adequadas em 86% (43) dos casos. A citologia mostrou uma sensibilidade de 88% e uma especificidade de 96% para o diagnóstico de malignidade.

Hafez e Tahoun (2011) efectuaram um estudo retrospetivo sobre a comparação entre o diagnóstico citológico e histopatológico em 157 casos de linfadenopatia cervical. O diagnóstico citológico foi considerado benigno e os tumores malignos estavam presentes em 30,6% (48) e 69,4% (109) dos casos. A citologia mostrou uma sensibilidade de 90,9% e uma especificidade de 67,2% no diagnóstico de um tumor. O valor preditivo positivo e o valor preditivo negativo da PAAF dos gânglios linfáticos cervicais foram de 82,6% e 81,3%, respetivamente. A exatidão global do diagnóstico citológico foi de 82,2%, enquanto a taxa global de discordância foi de 17,8%.

Simeonov (2012) efectuou um estudo retrospetivo sobre a comparação entre o diagnóstico citológico e histopatológico de 300 lesões cutâneas e subcutâneas palpáveis em cães. 52 amostras foram consideradas insatisfatórias e foram excluídas do estudo. A citologia diagnosticou 193 casos de neoplasias, enquanto 190 casos foram confirmados por histopatologia (98,44% de verdadeiros positivos). 55 casos foram diagnosticados como condições não neoplásicas com base na citologia. Em 35/55 casos, o diagnóstico citológico estava de acordo com o diagnóstico histopatológico (verdadeiro negativo). Em 20 casos, foi efectuado um diagnóstico falso negativo por citologia. Registou-se uma concordância de 88,7% entre o diagnóstico citológico e o histopatológico. A citologia apresentou uma sensibilidade de 90,47%, uma especificidade de 97,22%, um valor preditivo positivo de 98,44% e um valor preditivo negativo de 63,63%.

Acharya (2015) efectuou um estudo comparativo sobre o diagnóstico citológico e histopatológico de tumores caninos durante o ano de 2014-15 em Anand. Registou 21 casos de tumores epiteliais, 14 casos de tumores de células redondas e 5 casos de tumores mesenquimatosos de um total de 40 casos por diagnóstico citológico. Ele encontrou um resultado falso positivo e um falso negativo quando comparado com o diagnóstico histopatológico. Em 95% (38/40) dos casos, foi registada uma correlação correcta entre o diagnóstico citológico e o histopatológico. A PAAF apresentou uma sensibilidade de 90,90% e uma especificidade de 96,55% para o diagnóstico de tumores caninos.

Yumusak e Kutsal (2016) realizaram um estudo comparativo entre a PAAF e os achados histopatológicos na avaliação de tumores cutâneos e anexiais caninos. Eles examinaram um total de 43 casos de tumores caninos. A citologia revelou 30 (69,76%) casos de tumores epiteliais malignos, 5 (11,62%) casos de tumores epiteliais benignos, 6 (13,95%) casos suspeitos de tumores epiteliais e 2 (4,65%) casos de poucos tumores epiteliais malignos. O diagnóstico histopatológico determinou 12 (27,9%) carcinomas de células escamosas, 9 (20,9%) tumores de glândulas hepatóides, 7 (16,3%) carcinomas de células basais, 7 (16,3%) tumores de glândulas sudoríparas, 5 (11,6%) tumores de glândulas sebáceas, 2 (4,7%) papilomas e 1 (2,3%) pilotrichoma maligno. O diagnóstico citológico foi concordante com o diagnóstico histopatológico em 86,05% dos casos.

Jain e Agarwal (2017) efectuaram um estudo sobre tumores dos tecidos moles caninos em 140 casos de cães. A PAAF foi efectuada em 132 casos, a histopatologia foi realizada em 86 casos e foi feita a correlação desses resultados. O estudo revelou uma sensibilidade de 100 %, uma especificidade de 98,6 % e um valor preditivo de 93,3 % no diagnóstico dos tumores.

War *et al.* (2018) realizaram um estudo para avaliar a correlação entre o diagnóstico citológico e histopatológico de tumores cutâneos caninos. No total, foram recolhidas 66 amostras de cães com um crescimento no corpo. Citologicamente, 55 casos foram diagnosticados como neoplasias, enquanto 52 casos foram confirmados como neoplasia por histopatologia. O diagnóstico citológico revelou 94,54% de casos verdadeiros positivos e 5,46% de casos falsos positivos. Os casos verdadeiros positivos incluem 38 tumores epiteliais, 11 tumores de células redondas e 3 tumores mesenquimatosos. 9 casos foram diagnosticados como condições não neoplásicas pela citologia, o que foi confirmado pela histopatologia como verdadeiro negativo. 2 casos foram considerados falsos negativos. A citologia apresentou uma sensibilidade de 96,29% e uma especificidade de 75% no diagnóstico de tumores.

Tecilla *et al.* (2019) realizaram um estudo sobre a comparação entre o diagnóstico citológico e histopatológico em 78 casos de neoplasias esplênicas caninas para verificar a precisão diagnóstica da citologia no diagnóstico de neoplasias esplênicas em cães. Pela histopatologia, 56 casos foram diagnosticados como neoplásicos e 22 como condições não neoplásicas. A exatidão global do diagnóstico, a sensibilidade e a especificidade da citologia foram de 73,08%, 64,29% e 95,45%, respetivamente. O valor preditivo positivo e os valores preditivos negativos foram de 97,3% e 51,22%, respetivamente.

-I- Estudo imunohistoquímico

Atualmente, a imunohistoquímica é uma técnica comummente utilizada para confirmar os tipos de tumores. Muitas vezes, a histopatologia não consegue determinar o comportamento ou a origem dos tumores. Estes tumores histologicamente semelhantes requerem confirmação imuno-histoquímica. Existem vários biomarcadores utilizados para confirmar o tumor por imunohistoquímica. Os biomarcadores proliferativos, *nomeadamente* o PCNA e o Ki-67, ajudam a determinar o comportamento dos tumores, enquanto a pan-citoqueratina, a vimentina e a desmina determinam a origem dos tumores. A pancitoqueratina determina a origem epitelial, a vimentina determina a origem mesenquimal e a desmina determina a origem muscular dos tumores. Os diferentes trabalhos de investigação realizados ao longo de um período de tempo sobre a imunohistoquímica de tumores caninos são analisados em seguida.

- **Expressão imunohistoquímica da citoqueratina**

Yasuno *et al.* (2009) investigaram um caso de carcinoma anexial cutâneo de células claras num cão Bichon-Frise macho de 5 anos de idade. A imunohistoquímica mostrou que as células tumorais eram positivas para pan-citoqueratina, CK8 e CK18, mas negativas para pan-CK (KL1), CK7, CK14, CK16 e CK20. Os corpos mesenquimatosos papilares foliculares eram negativos para CK, mas positivos para vimentina.

Toniti *et al.* (2010) estudaram a expressão de pan-citoqueratina (AE1/AE3), vimentina e p63 em tumores mamários caninos. Eles relataram que a pan-citoqueratina e a vimentina apresentaram imunorreatividade positiva em tumores de origem epitelial luminal, enquanto a p63 e a vimentina apresentaram imunorreatividade em tumores de origem mioepitelial. Concluíram que a pan-citoqueratina, a vimentina e a p63 poderiam ser utilizadas como marcadores tumorais específicos para distinguir as linhagens mioepitelial e lumino-epitelial dos tumores mamários caninos.

Miles *et al.* (2011) estudaram a expressão imuno-histoquímica da pan-citoqueratina no fibroma ameloblástico maxilar em uma cadela Golden Retriever esterilizada de 4 anos de idade. O citoplasma das células epiteliais neoplásicas foi fortemente positivo para pan-citoqueratina, enquanto o citoplasma das células mesenquimais foi negativo para PCK.

Lather (2017) realizou o estudo imuno-histoquímico de tumores mamários caninos usando pan-citoqueratina e CK14 como marcadores tumorais. Eles relataram que a PCK e a CK14 foram úteis no diagnóstico de tumores metastáticos de origem epitelial, bem como no diagnóstico de tumores malignos complexos e indiferenciados.

Mahdavi e Ghorbanpour (2020) estudaram um caso de um tumor metastático raro das glândulas salivares (carcinoma epitelial-mioepitelial) numa mulher de 42 anos de idade. A avaliação histopatológica da lesão mostrou um tumor bem circunscrito, composto por estruturas ductais/glandulares de dupla camada que contêm pequenas células eosinofílicas luminais e células mioepiteliais claras maiores abluminais.

A imunohistoquímica mostrou que as células luminais eram positivas para a pan-citoqueratina, enquanto as células abluminais exibiam uma forte imunorreactividade para a p63.

♦ ♦♦ **Expressão imunohistoquímica da vimentina**

Callanan *et al.* (2000) estudaram a expressão da vimentina no leiomiossarcoma primário da artéria pulmonar de um cão setter inglês por meio de imunohistoquímica. Eles relataram que as células neoplásicas mostraram imunorreatividade positiva para a vimentina.

Sauer (2007) estudou a imunohistoquímica de um caso de mioepitelioma maligno da mama numa mulher de 70 anos e verificou que o tumor era positivo para a actina do músculo liso, queratina MNF 116 e vimentina, enquanto era negativo para desmina e S-100.

Conceição *et al.* (2009) estudaram a expressão da vimentina no caso de fasciíte nodular cutânea em cadelas labradoras por meio de imunohistoquímica. As células neoplásicas fusiformes apresentaram imunorreatividade para vimentina, indicando a origem mesenquimal do tumor.

Gupta e Sood (2012) estudaram a expressão de citoqueratinas, vimentina, S-100, CD3, p53, p63, c-myc, retinoblastoma, ciclina D1, PCNA e Ki-67 em dois casos de TVT primário extra-genital na glândula mamária de cães. A imunohistoquímica revelou que os tumores eram positivos para vimentina, PCNA, Ki-67, p53, retinoblastoma, c-myc e ciclina D1, enquanto eram negativos para citoqueratinas, p63, S-100 e CD3.

Ko *et al.* (2013) estudaram a expressão de vimentina, desmina, CD68 e S-100 em 3 casos de histiocitomas fibrosos malignos caninos. Verificaram que as células neoplásicas eram fortemente positivas para a vimentina, negativas para a desmina, bem como para a S-100, e fracamente positivas para o CD68.

de Nijs *et al.* (2016) estudaram a expressão imunohistoquímica da vimentina num caso de mixoma cardíaco do ventrículo esquerdo num West Highland white terrier macho de 12 anos de idade. As células mixoides mostraram imunoreactividade positiva para a vimentina, sugerindo assim que estas células são de origem mesenquimal.

Subapriya *et al.* (2018) realizaram um estudo sobre o diagnóstico histopatológico e imuno-histoquímico do fibrossarcoma canino. A secção histopatológica mostrou fibrócitos dispostos em padrões variados com numerosas figuras mitóticas. O estudo imunohistoquímico revelou uma expressão positiva para a vimentina e nenhuma expressão para a citoqueratina. Com base nos resultados acima referidos, a massa foi confirmada como fibrossarcoma.

♦ **Expressão imunohistoquímica da desmina**

Noszczyk-nowak *et al.* (2009) efectuaram um estudo sobre a avaliação da expressão da desmina por imunohistoquímica em células do miocárdio de 20 cães com cardiomiopatia dilatada e verificaram que a expressão da desmina era anormal nas amostras de miocárdio em cães com cardiomiopatia dilatada. Foi observada uma expressão aumentada de desmina em 10 cães com expressão moderada e uma expressão diminuída de desmina em cinco cães com cardiomiopatia dilatada avançada.

Izabela *et al.* (2016) realizaram um estudo preliminar sobre a avaliação imuno-histoquímica dos marcadores desmina, vimentina, periostina e caspase-3 no átrio esquerdo de 56 cães com cardiomiopatia dilatada em estágio final e doença mixomatosa da válvula mitral e descobriram que a expressão de desmina, vimentina, periostina e caspase-3 no átrio esquerdo mudou tanto na cardiomiopatia dilatada quanto na doença mixomatosa da válvula mitral em comparação com o miocárdio normal. As alterações foram mais pronunciadas em cães com cardiomiopatia dilatada do que naqueles com doença mixomatosa da válvula mitral.

Park *et al.* (2016) investigaram um caso de rabdomiossarcoma alveolar num cão maltês macho de cinco anos de idade. A histopatologia revelou células mononucleares neoplásicas com grandes núcleos redondos hipercromáticos e citoplasma escasso. As células neoplásicas estavam separadas por septos de colagénio espessos ou finos e estavam dispostas num padrão alveolar formando ninhos de células. As detecções imuno-histoquímicas do tumor revelaram reacções positivas para a vimentina, desmina e miogenina, mas o tumor foi negativo para a actina do músculo alfa-liso, S-100, CD3, CD79a, CD68, citoqueratina 8 (CK8) e citoqueratina 18 (CK18). Estes resultados mostraram que as células tumorais eram originárias do músculo esquelético; por conseguinte, o tumor foi diagnosticado como rabdomiossarcoma alveolar.

- **Expressão imunohistoquímica do PCNA**

Chandravathi *et al.* (2013) estudaram a expressão imuno-histoquímica do PCNA em tumores epiteliais caninos. Eles afirmaram que a expressão do PCNA foi significativamente maior em tumores malignos quando comparada a tumores epiteliais benignos. Relataram que os tumores com alto índice de PCNA apresentaram prognóstico ruim.

Mestrinho *et al.* (2014) estudaram a expressão do PCNA em 13 casos de carcinoma oral de células escamosas canino. Eles relataram que o índice de marcação do PCNA foi significativamente maior nos casos de recorrência. Afirmaram também que o índice de PCNA é um importante fator prognóstico para o carcinoma de células escamosas oral canino.

Martano *et al.* (2016) relataram que a imunoexpressão do PCNA aumentou progressivamente com o aumento da malignidade no CEC oral canino. Também foi observado um aumento progressivo em sua expressão entre CEC de grau 1, grau 2 e grau 3.

Abdelmegeed e Mohammed (2018) relataram que a expressão de PCNA foi mais frequentemente observada em tumores mamários caninos malignos do que em CMTs benignos, hiperplasia mamária e glândulas mamárias normais.

Ahmed e Sozmen (2020) investigaram a expressão imuno-histoquímica do PCNA em fibrossarcomas espontâneos e no local da injeção em cães e gatos. Foi observada uma correlação positiva entre a expressão do PCNA, o índice mitótico, o grau do tumor e o grau de diferenciação do tumor em ambas as espécies. A expressão do PCNA foi significativamente diferente entre os diferentes graus tumorais em cães e gatos. Concluíram que o PCNA é um marcador útil para prever o resultado de fibrossarcomas caninos e felinos.

- **Expressão imunohistoquímica de Ki-67**

Kurilj *et al.* (2011) estudaram o diagnóstico histopatológico e imunohistoquímico de tumores mamários caninos. Analisaram a expressão do recetor de estrogénio alfa, HER-2 e Ki-67 por imunohistoquímica. Classificaram os tumores como benignos (36/146) e malignos (110/146) com base na histopatologia. Relataram que a expressão de Ki-67 era maior em tumores malignos quando comparada a tumores benignos.

Ranganath *et al.* (2011) estudaram o padrão de expressão de PCNA e Ki-67 em tumores mamários caninos com a ajuda de imunohistoquímica. Verificaram que, nas células não mitóticas, a reatividade ao PCNA e ao Ki-67 estava localizada nos núcleos, ao passo que nas células mitóticas a expressão do Ki-67 era cromossómica e a do PCNA era citoplasmática. Concluíram que a expressão mais elevada de PCNA e Ki-67 estava associada a malignidade e a tumores pouco diferenciados.

Woldemeskel *et al.* (2017) estudaram a expressão de Ki-67 e as células inflamatórias associadas ao tumor (macrófagos e mastócitos) no carcinoma colorrectal canino. Eles relataram que o índice Ki-67 e a contagem de mastócitos, juntamente com o índice mitótico e outros parâmetros clínicos podem ter uma utilização potencial na determinação da malignidade no carcinoma colorectal canino. Sugeriram que o Ki-67 deve ser utilizado para prever o prognóstico em conjunto com outras medidas de malignidade e não deve ser utilizado como um marcador de prognóstico independente no carcinoma colorectal canino.

Jing *et al.* (2019) realizaram um estudo sobre a expressão do Ki-67 numa amostra de Carcinoma de células escamosas. A expressão do Ki-67 em tecidos normais, carcinoma de células escamosas oral e tecidos com displasia foi comparada. Verificaram que a expressão do Ki-67 era mais elevada nos tecidos do carcinoma espinocelular oral do que nos tecidos sem tumor. No entanto, a expressão do Ki-67 aumentou com a progressão da displasia nos tecidos da mucosa oral. A expressão mais elevada do Ki-67 foi encontrada com piores resultados clínicos, má diferenciação do tumor e metástases nos gânglios linfáticos.

Assawawongkasem *et al.* (2020) efectuaram um estudo sobre a expressão de involucrina, citoqueratina 10 e Ki-67 numa linha celular tridimensional de queratinócitos caninos em cultura, em comparação com a pele canina e o carcinoma espinocelular cutâneo. Verificaram que os níveis de expressão do Ki-67 eram significativamente mais baixos na pele canina normal do que no carcinoma de células escamosas.

III MATERIAIS E MÉTODOS

Este capítulo trata da descrição dos procedimentos seguidos durante o trabalho de investigação. Contém a conceção, os instrumentos e as técnicas de investigação relacionados com os objectivos do problema de investigação. A metodologia adoptada para este estudo é descrita a seguir.

-1- Conceção da experiência

O presente trabalho foi realizado no Departamento de Patologia Veterinária, Faculdade de Ciências Veterinárias e Criação de Animais, Universidade Agrícola de Junagadh, Junagadh, de outubro de 2019 a junho de 2020.

As amostras foram recolhidas no T.V.C.C., J.A.U., Junagadh, bem como em clínicas privadas de animais de companhia. Quando um cão apresentava um inchaço no corpo suspeito de ser um tumor, o animal era primeiro submetido a uma citologia aspirativa por agulha fina (FNAC) e depois a uma biopsia excisional. A amostra da biopsia excisional foi recolhida em formalina neutra tamponada a 10% para estudos histopatológicos e imuno-histoquímicos (Luna, 1968). Foi recolhido e processado um total de vinte e sete amostras suspeitas de tumores caninos. 26/27 casos foram diagnosticados como condições neoplásicas, enquanto um caso foi diagnosticado como uma condição não neoplásica e foi excluído do estudo. Foi utilizado no estudo um total de 26 casos de tumores caninos.

-2- Exame citológico

No pré-operatório, as amostras para o estudo citológico foram obtidas de cada tumor por citologia aspirativa com agulha fina (FNAC). As amostras de FNAC foram colhidas por técnica de aspiração, utilizando uma agulha de calibre 20-22 e uma seringa de 5-10 ml **(figura 92)**. A amostra foi imediatamente transferida para uma lâmina de vidro limpa. Os esfregaços foram preparados pela técnica de esfregaço de sangue ou pelo método de esmagamento, de acordo com a consistência da massa, tal como descrito por Valenciano e Cowell (2014). Os esfregaços fixados foram corados pelos métodos de coloração Giemsa e H&E para exame ao microscópio de luz (Valenciano e Cowell, 2014). Os pormenores da recolha de amostras e da coloração são apresentados a seguir.

Colheita de amostras para citologia

- Limpar a massa com uma solução anti-séptica, seguida da inserção de uma agulha ligada a uma seringa na massa.
- O êmbolo da seringa foi puxado para fora para aplicar pressão negativa à massa.
- A agulha e a seringa foram rapidamente movidas para a frente e para trás em diferentes direcções. Enquanto se movia a agulha, o vácuo era mantido na massa.
- O pistão voltou à sua posição inicial antes de a agulha ser puxada para libertar a pressão.
- Depois de retirar a agulha e a seringa da massa, a seringa deve ser imediatamente separada da agulha e o ar deve ser aspirado para dentro da seringa puxando o pistão.
- Ligar a agulha a uma seringa e transferir a amostra para uma lâmina de vidro limpa.
- Evitar amostragens mais profundas devido à possibilidade de aspiração de matéria necrótica.
- Para obter melhores resultados, colher amostras de pelo menos 2-3 zonas da massa.
- Se não for possível obter a amostra após a aspiração, infiltrar uma pequena quantidade de solução salina normal na massa e voltar a aspirar a massa para obter a amostra.

Coloração de lâminas citológicas

Todas as lâminas citológicas foram submetidas a coloração com Giemsa e H&E. Os casos suspeitos de tumores de mastócitos foram confirmados com uma coloração especial, *nomeadamente a* coloração com azul de toluidina. Os procedimentos pormenorizados para a coloração são apresentados a seguir.

Coloração de Giemsa

- Fixação em metanol e secagem ao ar da lâmina
- Incubar a lâmina na solução de trabalho de Giemsa com uma diluição de 1:20 durante 2 horas
- Lavar a lâmina em água corrente com fita adesiva
- Secar o escorrega ao ar
- **Coloração H&E**
- Fixar a lâmina em etanol a 95%
- Incubação em hematoxilina de Mayer durante 10 minutos.
- Lavar com água corrente durante 10 minutos, seguida de enxaguamento com água destilada.
- Incubação em solução de trabalho de eosina-floxina durante 2 minutos.
- Desidratar e limpar as lâminas, seguido de montagem com DPX.

Coloração com azul de toluidina

- Fixar a lâmina em etanol a 95% durante 30 minutos
- Incubar a lâmina numa solução de trabalho de toluidina durante 5 minutos
- Lavagem em água destilada
- Desidratar rapidamente e limpar a lâmina
- Montagem com DPX

Interpretação de lâminas citológicas

Os esfregaços citológicos corados foram primeiro verificados quanto à celularidade e à qualidade adequada da coloração. A interpretação e a classificação das lâminas citológicas foram efectuadas de duas formas. Os tumores foram classificados em tumores epiteliais, mesenquimatosos e de células redondas com base no tipo de célula predominante presente no esfregaço. Com base nos critérios de malignidade, os tumores foram também classificados em tumores benignos e malignos. Os critérios de malignidade são apresentados na **Tabela 1**. A interpretação da coloração especial (azul de toluidina) é apresentada na **Tabela 2**.

Quadro 1: Critérios citológicos de malignidade para o diagnóstico de tumores caninos

Critérios gerais	Anisocitose, Pleomorfismo, Hipercelularidade
Critérios nucleares	Macrocariose, Anisocariose, Multinucleação,
Aumento da relação núcleo/citoplasma, moldagem nuclear, figuras mitóticas, padrão de cromatina grosseiro, macronucléolos, nucléolos angulares, anisonucleose	

(Valenciano e Cowell, 2014)

Quadro 2: Interpretação da coloração com azul de toluidina

MastocitosPúrpura	
FundoAzul	

(Luna, 1968)

-I- Exame histopatológico

As peças de tecido da biopsia excisional foram fixadas em formalina neutra tamponada a 10%, desidratadas em graus ascendentes de álcool, limpas em xileno seguido de impregnação

e incluídas em cera de parafina (58-60°C) com a ajuda de uma estação de inclusão em parafina (MediMeas Modelo n.º 3003). Foram cortadas secções de 4-5 pm de espessura utilizando o micrótomo rotativo semi-automatizado Leica RM2245 e coradas com o método padrão de hematoxilina e eosina (H&E) para exame ao microscópio de luz (Luna, 1968).
Foram aplicadas colorações especiais nas secções de tecido para confirmar a origem dos tumores. As colorações com azul de toluidina e tricrómio de Masson foram utilizadas para confirmar o tumor de mastócitos e o fibroma, respetivamente. Os procedimentos para a coloração especial foram seguidos de acordo com Luna (1968).

-I- Comparação entre citologia e histopatologia

Os resultados citológicos e histopatológicos foram comparados através da medição da sensibilidade e da especificidade, de acordo com Simeonov e Stoikov (2006). As fórmulas para o cálculo da sensibilidade e da especificidade são apresentadas a seguir.

Verdadeiro positivo
Sensibilidade =x 100
Verdadeiro positivo + Falso negativo

Verdadeiro negativo
Especificidade = x 100
Verdadeiro negativo + Falso positivo

-I- Imunohistoquímica (IHC)

As peças de tecido também foram submetidas a imunohistoquímica para caraterização do tumor usando vários biomarcadores *viz*; PCNA, Ki-67, pancitoqueratina, vimentina e desmina de acordo com o protocolo padrão (Meuten, 2017).

A imunohistoquímica foi efectuada em secções de tecido fixadas em formalina. As secções de 4p-4,5p foram feitas em lâminas revestidas com poli-L-lisina, as secções foram desparafinadas em xileno, hidratadas com álcool graduado e lavadas com solução salina tamponada com Tris 0,5M (TBS; pH 7,6). A recuperação de epítopos induzida pelo calor foi efectuada utilizando uma panela de pressão. Numa panela de pressão, as secções de tecido foram colocadas na panela de pressão com tampão de recuperação de antigénios fervido. A tampa da panela de pressão foi selada e a panela de pressão foi deixada a atingir a pressão máxima. Quando a válvula indicadora de pressão subiu para a posição mais alta, as secções foram incubadas durante 4 minutos. A panela de pressão foi transferida para um lava-loiça e fez-se correr água fria sobre a tampa até se libertar toda a pressão. Em seguida, as lâminas foram lavadas em solução salina tamponada com Tris (TBS; pH 7,4) (Raval, 2017). A atividade da peroxidase endógena foi bloqueada incubando a secção em peróxido de hidrogénio a 3% em TBS à temperatura ambiente durante 30 minutos e depois lavando-as duas vezes em TBS durante 5 minutos. Após o pré-tratamento, as secções foram incubadas com anticorpos primários e lavadas com TBS. Os pormenores relativos ao tempo de incubação, clone e concentração de anticorpos utilizados no estudo são apresentados na **Tabela 3.** Em seguida, os tecidos foram incubados (30 minutos) à temperatura ambiente com o reagente EnVision para coelho/rato conjugado com peroxidase (Dako REALTM Envision^{TM} HRP; Dako, Dinamarca) e a reação colorida foi desenvolvida com o cromogénio 3,3'-diaminobenzidina (DAB). As secções foram depois contra-coradas com hematoxilina de Mayer durante 5 minutos e, por fim, as lâminas foram desidratadas em concentrações crescentes de álcool, limpas em xileno e montadas com DPX. O controlo negativo da imunomarcação foi preparado por omissão do anticorpo primário.

Tabela 3: Detalhes dos anticorpos utilizados, concentração e respetivo tampão de recuperação de antigénio para imunohistoquímica em tumores caninos.

Anticorpo	Fonte	Clone / Isótopo	Diluição	Antigénio Recuperação	Incubação
Ki-67	Dako, Dinamarca	Clone MIB-1	1:100	Tris EDTA, pH-9, Pressão fogão	1 hora em quarto temperatura
PCNA	Dako, Dinamarca	Clone PC10	1:500	Citrato tampão, pH-6, Pressão fogão	1,5 horas em quarto temperatura
Pancitoqueratina	Dako, Dinamarca	Clone AE1/AE3	1:500	Citrato tampão pH-6, Pressão fogão	2 horas em quarto temperatura
Vimentina	Dako, Dinamarca	Clone V9	1:500	Citrato tampão pH-6, Pressão fogão	2 horas em quarto temperatura
Desmina	Dako, Dinamarca	Clone D33	1:50	Citrato tampão pH-6, Pressão fogão	2 horas em quarto temperatura

Interpretação e avaliação da imunocoloração

Os dados de coloração foram classificados de forma semi-quantitativa e o sistema de pontuação para diferentes marcadores tumorais é apresentado abaixo. A imunomarcação nuclear de cor castanha escura foi considerada positiva para PCNA e Ki-67, enquanto a imunomarcação citoplasmática castanha a castanha amarelada foi considerada positiva para pancitoqueratina, vimentina e desmina.

Pontuação de Ki-67 e PCNA

As células tumorais apresentavam uma coloração nuclear distinta e foram consideradas positivas e contadas. A pontuação do Ki67 foi efectuada de acordo com Kandefer-Gola *et al.* (2013), com base na percentagem de células Ki67 positivas **(Tabela 4)**, e a pontuação do PCNA foi efectuada de acordo com o procedimento descrito por Kumaraguruparan *et al.* (2006), com base na percentagem de células PCNA positivas **(Tabela 5)**.

Tabela 4: Pontuação da imunorreactividade do Ki-67 no tumor canino

Percentagem de células que apresentaram coloração nuclear	Pontuação
>50%	Reação intensa (+++) (3)
26%-50%	Reação moderada (++) (2)
6%-25%	Reação escassa (+) (1)
0-5%	Sem reação (-) (0)

(Kandefer-Gola *et al.*, 2013)

Tabela 5: Pontuação da imunorreactividade do PCNA no tumor canino

Percentagem de células que apresentaram coloração nuclear	Pontuação
<5	0
5-25	1

26-50	2
51-75	3
>75	4

(Kumaraguruparan *et al*., 2006)

IV RESULTADOS E DISCUSSÃO

O presente trabalho incluiu vinte e seis casos de tumores caninos. Um total de 27 amostras suspeitas de tumores caninos foram colhidas no TVCC, JAU, Junagadh, bem como em clínicas privadas de animais de companhia de Junagadh. 26/27 casos foram diagnosticados como condições neoplásicas, enquanto um caso foi diagnosticado como uma condição não neoplásica e foi excluído do estudo. Este capítulo incluiu informações sobre o exame citológico e histopatológico de diferentes tumores caninos, a comparação do diagnóstico citológico e histopatológico, bem como o estudo imuno-histoquímico de tumores caninos utilizando diferentes marcadores tumorais. Os resultados obtidos com o presente estudo foram resumidos a seguir.

-I- Distribuição dos tumores caninos por idade, raça e sexo

A idade, o sexo e a raça dos cães, bem como a localização anatómica dos tumores, são factores que afectam significativamente a incidência de tumores cutâneos e mamários. No presente estudo, foi registada a história completa, incluindo a idade, o sexo e a raça do cão afetado, bem como a localização do tumor. Os detalhes dos casos de cães, incluindo as informações acima, estão resumidos na **Tabela 6.**

> **Distribuição etária dos tumores caninos**

A distribuição etária dos diferentes tumores caninos foi registada e resumida na **Tabela 6** e no **Gráfico 1**. Com base nos dados tabulares, pode-se afirmar que o maior número de casos de tumores caninos foi encontrado na faixa etária > 7 anos (15 casos, 58%), seguida pela faixa etária de 4-7 anos (6 casos, 23%) e < 3 anos (5 casos, 19%) no presente estudo.
Morris e Dobson (2001) afirmaram que, nos caninos, a maior predisposição para o aparecimento de tumores ocorre no sexto ano de idade e, a cada ano subsequente, o risco aumenta. Muitos autores observaram que o oitavo ano é a idade crítica para os tumores da glândula mamária em cadelas e que o risco de desenvolvimento de tumores aumenta com cada ano subsequente. A maior incidência de tumores mamários caninos em cadelas é registada entre os 9 -11^{thth} anos de vida (Sontas *et al.* 2009).
Chikweto *et al.* (2011) relataram que a maior incidência de tumores caninos foi encontrada na faixa etária >8-12 anos, seguida por >5-8 anos, >12 anos, >3-5 anos e >1-3 anos, enquanto Arya *et al.* (2018) relataram que a maior incidência de tumores caninos foi observada na faixa etária de 9-12 anos, seguida por 6-9 anos, 12-15 anos, 3-6 anos e 0-3 anos, respetivamente. Os resultados do presente estudo foram mais ou menos semelhantes aos de Chikweto *et al.* (2011) e Arya *et al.* (2018).
No presente estudo, o maior número de casos foi registado no grupo etário >7 anos. Isto pode dever-se ao facto de ser necessário um longo período de tempo para o desenvolvimento e a progressão do tumor, bem como para que a exposição a agentes cancerígenos seja prolongada para uma mutagénese eficiente. Outra razão por trás da suscetibilidade dos tumores na velhice é que o tecido envelhecido é suscetível à transformação neoplásica quando comparado ao tecido juvenil (Arya *et al.* 2018). No presente estudo, os casos de tumores da glândula mamária foram superiores aos de outros tumores e os tumores da glândula mamária ocorrem principalmente após os 6-7 anos de idade; esta pode ser a razão para o maior número de casos registados no grupo etário >7 anos no presente estudo.

> **Distribuição dos tumores caninos em função do sexo**

A frequência dos diferentes tumores caninos em função do sexo foi registada e resumida na

Tabela 6 e no **Gráfico 2.** Os dados tabulares sugerem que o maior número de casos de tumores caninos foi encontrado em fêmeas (21 casos, 96,15%) em comparação com cães machos (5 casos, 19,23%).

Merlo *et al.* (2008) verificaram que a incidência de neoplasias nas fêmeas era três vezes superior quando comparada com a dos cães machos. Do mesmo modo, Arya *et al.* (2018) verificaram uma maior incidência de tumores caninos em cadelas do que em cães machos, enquanto Roshini *et al.* (2013) verificaram uma ocorrência quase igual de tumores caninos em cães machos e fêmeas, o que pode dever-se a uma maior população de cães machos numa determinada área.

Os casos de fêmeas no presente estudo foram muito mais elevados do que os casos de machos, o que pode dever-se ao maior número de casos de tumores da glândula mamária apresentados durante o estudo. Outra razão subjacente à maior proporção de casos do sexo feminino poderia ser a maior população de cadelas na região de Junagadh, em comparação com os cães do sexo masculino, porque, atualmente, muitos proprietários de animais de companhia estão a praticar a reprodução de cães e a ganhar dinheiro com a venda de cachorros. Na região de Junagadh, a tendência crescente de manter as fêmeas para ganhar mais dinheiro pode ser a razão para a maior população de cães fêmeas do que de cães machos.

No que diz respeito à fisiologia, existem muitas diferenças entre a fisiologia dos machos e das fêmeas em termos de metabolismo ou desintoxicação de agentes cancerígenos, interação hormonal (determinada pela deteção de receptores de estrogénios e progesterona nos tecidos neoplásicos) e diferentes efeitos de estimulação do crescimento, que são indicados pelos marcadores de expressão dos receptores do péptido libertador de gastrina (Arya *et al.* 2018). As interacções hormonais e os receptores do péptido libertador de gastrina são mais comuns nas fêmeas do que nos machos caninos, o que pode ser a razão para afetar mais casos de fêmeas do que de machos no presente estudo.

> **Distribuição dos tumores caninos em função da raça**

A frequência dos diferentes tumores caninos em função da raça foi registada e resumida na **Tabela 6** e no **Gráfico 3**. De acordo com a Tabela 6, pode-se afirmar que o maior número de casos de tumores caninos foi encontrado na raça Labrador (8 casos, 31%), seguida por Pastor Alemão (5 casos, 19%) e Não Descrito (5 casos, 19%). Embora tenham sido obtidos casos limitados no presente estudo e com base nesses dados, não é possível afirmar sobre a predisposição da raça para um determinado tumor. Os pormenores aqui mencionados são apenas informações sobre os resultados do presente estudo. Para determinar com exatidão a predisposição de uma raça, é necessário obter dados em maior escala entre as diferentes raças de cães disponíveis na região em causa.

A razão provável por detrás da variação na predisposição da raça para os tumores caninos pode ser o facto de os proprietários de animais de companhia terem escolhas específicas para determinadas raças, dependendo da popularidade da raça numa determinada região (Arya *et al.* 2018).

Tabela 6: Detalhes dos casos, incluindo idade, sexo, raça e localização dos tumores

Processo nº.	Raça	Idade	sexo	Localização do crescimento
1	Labrador	3 anos	Feminino	Região abdominal ventral
2	Labrador	4 anos	Masculino	Adjacente ao ânus
3	Spitz	18 anos	Feminino	Perto da terceira teta direita

4	Pastor alemão	1,5 anos	Feminino	Na base da orelha direita
5	Dogue Alemão	9 anos	Feminino	Na região da coxa direita, acima da articulação do joelho
6	Spitz	10 anos	Feminino	Região abdominal crânio-ventral
7	Cruzamento GSD	8 anos	Feminino	Região da sondagem
8	Labrador	9 anos	Feminino	Perto da última teta
9	Doberman	8 anos	Feminino	Comissura dorsal da vulva
10	Labrador	9 anos	Feminino	Posteriormente à última teta
11	N.D.	9 anos	Feminino	Perto da última teta
12	N.D.	3 anos	Feminino	Posterior à segunda teta
13	N.D.	8 anos	Feminino	Na frente da primeira teta
14	Cruz dálmata	5 anos	Masculino	Perto do escroto
15	Pastor alemão	6 anos	Feminino	Perto da primeira teta
16	Labrador	6 anos	Feminino	No canal vaginal
17	Pomerano	7 anos	Feminino	No abdómen inferior esquerdo
18	Labrador	3 anos	Masculino	No dorso do pescoço
19	Labrador	11 anos	Masculino	No abdómen lateral esquerdo
20	Labrador	8 anos	Feminino	Perto da quarta teta
21	N.D.	8 anos	Feminino	Abdómen inferior esquerdo
22	Pastor alemão	3 anos	Masculino	Na base do pénis
23	Labrador	9 anos	Feminino	Na abertura vulvar
24	N.D.	12 anos	Feminino	Região abdominal ventral
25	Pastor alemão	12 anos	Feminino	Perto da quarta teta
26	Pastor alemão	5 anos	Feminino	No lado lateral da gengiva
27	Cruzamento GSD	12 anos	Feminino	Região abdominal ventral

Gráfico 1: Distribuição etária dos tumores caninos

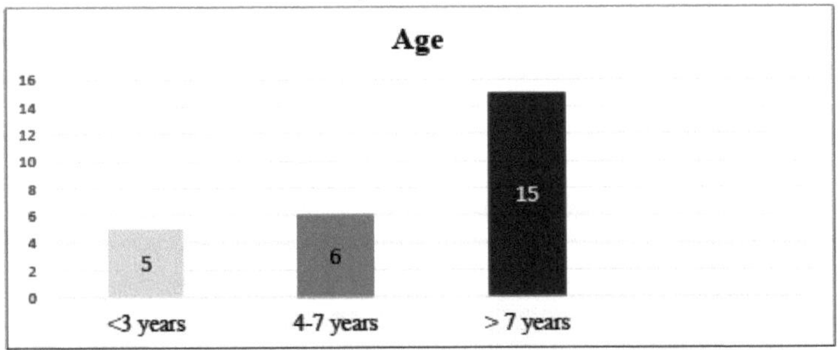

Gráfico 2: Distribuição dos tumores caninos em função do sexo

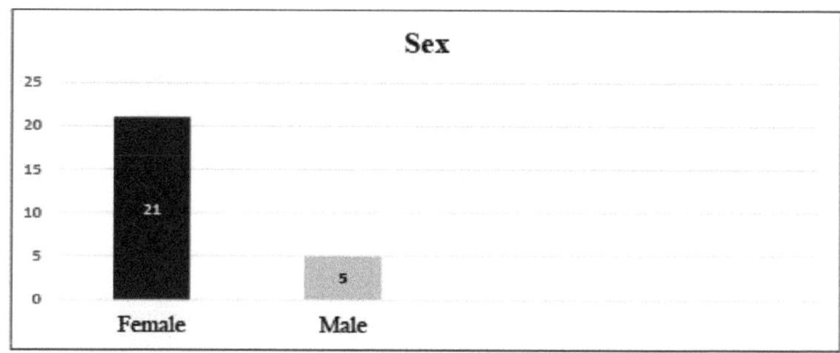

Gráfico 3: Distribuição dos tumores caninos por raça

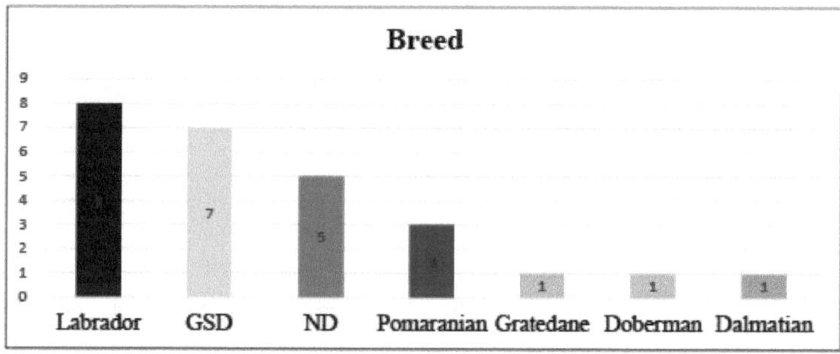

-I- Citologia e histopatologia dos tumores caninos

No pré-operatório, foi efectuada uma citologia aspirativa por agulha fina (CAAF) em todas as massas, tendo sido preparados esfregaços de impressão a partir da biopsia excisional para exame citológico. As lâminas citológicas foram coradas com Giemsa e H&E para avaliação microscópica dos tumores. A coloração com azul de toluidina também foi efectuada para confirmar os casos de tumores de mastócitos. Com base no tipo de célula predominante presente na lâmina, os tumores foram classificados em epiteliais, mesenquimais e de células redondas. Os tumores também foram classificados como benignos ou malignos com base em critérios gerais e nucleares, de acordo com Valenciano e Cowell (2014).

A determinação da natureza infiltrativa ou não infiltrativa do crescimento neoplásico é muito difícil com a citologia. A citologia ajuda a determinar a condição neoplásica e não neoplásica. Além disso, também ajuda a determinar a origem e a natureza do tumor.

As biópsias excisionais de todos os casos de tumor foram submetidas a exame histopatológico. A histopatologia de todas as amostras de biópsia excisional foi efectuada como sugerido por Luna (1968). Também foi efectuada uma coloração especial para confirmar os casos de tumores caninos. A coloração com tricrómio de Masson foi utilizada para confirmar o fibroma, enquanto a coloração com azul de toluidina foi utilizada para confirmar o tumor de mastócitos. No presente estudo, os tumores foram classificados em tumores epiteliais, tumores mesenquimais, tumores de células redondas e tumores da glândula mamária. Os pormenores do perfil citológico e histopatológico dos tumores caninos são apresentados a seguir.

Tumores epiteliais

No presente estudo, um total de quatro casos foram diagnosticados como tumores epiteliais, incluindo dois casos de carcinoma de células escamosas (7,69%) e tricoblastoma (7,69%). Os tumores epiteliais constituíram uma proporção de 15,38% do total de tumores obtidos no presente estudo. Os pormenores citológicos e histopatológicos de cada tumor são apresentados a seguir.

> **Carcinoma de células escamosas (CEC)**

O esfregaço citológico do CEC revelou uma celularidade moderada com contaminação sanguínea. O esfregaço mostrou aglomerados de células epiteliais com anisocitose e anisocariose. As células, de forma redonda a caudada, apresentavam citoplasma azulado com bordos citoplasmáticos angulares **(Fig. 1).** A relação núcleo/citoplasma era baixa a moderada. As células contêm núcleos redondos simples com 1 ou 2 nucléolos proeminentes e padrões de cromatina finamente pontilhados/grosseiros. A presença de um tipo de célula dentro do citoplasma de outra célula (emperipolese) também pode ser encontrada no esfregaço **(Fig. 2).** A presença de células gigantes também foi apreciada no esfregaço. Com base nos achados citológicos acima, dois casos (casos nº 14 e 26) foram diagnosticados como CEC no presente estudo. Em ambos os casos, os achados citológicos eram semelhantes, mas a emperipolese nuclear não foi encontrada no caso n.º 14. 14.

Os achados citológicos do CEC no presente estudo estavam de acordo com as descrições de Raskin e Meyer (2016), enquanto os achados do presente estudo estavam em concordância parcial com Krithiga *et al.* (2005a), Chandrashekaraiah *et al.* (2011), Manesh *et al.* (2014), Valenciano e Cowell (2014) e Acharya (2015). No entanto, halo perinuclear ou vacuolização e emperipolese nuclear foram encontrados no presente estudo, o que não foi encontrado pelos autores acima mencionados.

O exame histopatológico do **CEC** revelou numerosas "pérolas de queratina" (pérolas epiteliais) que eram compostas por camadas concêntricas de células escamosas e apresentavam um aumento gradual da queratinização em direção ao centro. As pérolas de queratina estavam misturadas com quantidades variáveis de estroma de tecido conjuntivo **(Fig. 3)**. As células apresentavam graus variáveis de pleomorfismo. O citoplasma era eosinofílico com bordos distintos. As células com núcleos ovais a redondos foram-se achatando gradualmente em direção ao centro e desapareceram no centro da pérola **(Fig. 4)**. Não foram observadas figuras mitóticas na secção. Também foram encontrados tonofilamentos de queratina intracitoplasmáticos e pontes intercelulares nas células. Com base nos achados histopatológicos acima, dois casos (Casos nº 14 e 26) foram confirmados como CEC no presente estudo.

Os achados histopatológicos semelhantes também foram relatados por Chandrashekaraiah *et al.* (2011), Chandravathi *et al.* (2013), Manesh *et al.* (2014), Yumusak e Kutsal (2016), Meuten (2017) e Chauhan (2019).

Chandrashekaraiah *et al.* (2011) encontraram um caso contendo cristais de colesterol juntamente com massa neoplásica proliferativa, o que pode ser devido ao excesso de tecido adiposo abdominal no tecido. Os cristais de colesterol não foram encontrados no presente estudo. Chandrashekaraiah *et al.* (2011) e Chandravathi *et al.* (2013) encontraram núcleos vesiculares que não foram encontrados no presente estudo.

Manesh *et al.* (2014) encontraram vacúolos nas células, uma alta relação Núcleo/Citoplasma (N:C), a presença de figuras mitóticas, cromatina aglomerada e infiltração de células plasmáticas e linfócitos ao redor das células neoplásicas. No entanto, essas características não foram encontradas no presente estudo.

> **Tricoblastoma**

Dois casos de tricoblastoma foram diagnosticados por citologia com base em características citológicas. A citologia do tricoblastoma mostrou uma elevada celularidade das células epiteliais basais. O esfregaço mostrava células redondas, cuboidais ou ovais, firmemente aderentes, dispostas em grupos ou placas **(Fig. 5)**. As células apresentavam menos pleomorfismo e um grau ligeiro de anisocitose. O citoplasma das células era basófilo e escasso. As células continham núcleos de tamanho aparentemente uniforme com nucléolos indistintos, mas algumas células apresentavam nucléolos proeminentes. O padrão de cromatina das células era finamente granular **(Fig. 6)**. A moldagem nuclear, os núcleos duplos e as figuras mitóticas não foram observados no esfregaço. Com base nos achados citológicos acima, dois casos (casos nº 4 e 7) foram diagnosticados como tricoblastoma no presente estudo.

Os achados citológicos do tricoblastoma no presente estudo estavam de acordo com as descrições de Krithiga *et al.* (2005a), Acharya (2015), Raskin e Meyer (2016) e War *et al.* (2018), enquanto os achados citológicos do tricoblastoma descritos por Yumusak e Kutsal (2016) eram muito semelhantes aos do presente estudo, exceto o padrão de cromatina.

O exame histopatológico do **tricoblastoma** revelou um padrão medusoide das células em que cordões de células irradiavam para o exterior a partir de células centrais densamente compactadas **(Fig. 7)**. Na secção foram observadas células de tamanho uniforme com núcleos hipercromáticos redondos a ovais com nucléolos proeminentes, citoplasma eosinofílico e bordos citoplasmáticos indistintos **(Fig. 8)**. Não foi possível encontrar qualquer figura mitótica na secção. Os achados histopatológicos acima referidos apoiam o diagnóstico citológico de tricoblastoma em dois casos (casos n.º 4 e 7).

Achados histopatológicos semelhantes foram também registados por Krithiga *et al.* (2005a), Jasik *et al.* (2009), De *et al.* (2011), Adedeji *et al.* (2017) e Meuten (2017) nos seus estudos.

Os achados histopatológicos dos autores supracitados foram quase semelhantes aos do presente estudo, mas Adedeji *et al.* (2017) encontraram fitas de células com núcleos em paliçada na periferia, o que não foi encontrado no presente estudo. Krithiga *et al.* (2005a) e Meuten (2017) encontraram nucléolos inconspícuos, enquanto no presente estudo os nucléolos eram proeminentes.

Tumores mesenquimatosos

No presente estudo, um total de cinco casos foram diagnosticados como tumores mesenquimais, incluindo três casos de fibroma (11,58%), um caso de leiomioma (3,84%) e um caso de hemangioma (3,84%). Os tumores mesenquimatosos constituíram uma proporção de 19,23% do total de tumores obtidos no presente estudo. Os pormenores dos achados citológicos e histopatológicos são apresentados nos subtítulos seguintes.

> **Fibroma**

O fibroma revelou baixa celularidade no esfregaço citológico. Um número variável de células fusiformes ou fusiformes podia ser apreciado no esfregaço, ocorrendo individualmente ou ocasionalmente em agregados **(Fig. 9)**. O citoplasma das células era ligeiramente basófilo com caudas citoplasmáticas em lados opostos do núcleo **(Fig. 10)**. Os núcleos das células eram de forma oval a alongada e tinham cromatina finamente pontilhada. As células apresentavam um grau ligeiro de anisocariose. Cada núcleo apresentava um ou dois nucléolos proeminentes. Com base nos achados acima referidos, foi feito um diagnóstico provisório de fibroma em três casos (casos n.º 9, 11 e 19). Foram encontrados vários graus de inflamação em todos os casos de fibroma. A celularidade no esfregaço era baixa porque a origem do fibroma é mesenquimal. As células mesenquimatosas têm menos tendência para esfoliar das lesões e os tumores mesenquimatosos benignos esfoliam muito poucas células (Valenciano e Cowell, 2014).

Os achados citológicos no presente estudo estavam de acordo com as descrições de Krithiga *et al.* (2005c), Raskin e Meyer (2016) e Kumar *et al.* (2018). No entanto, os achados citológicos relatados por Burton (2018) foram mais ou menos semelhantes aos do presente estudo, mas ele encontrou um padrão de cromatina granular nas células, enquanto no presente estudo, o padrão de cromatina era finamente pontilhado.

Histopatologicamente, **o fibroma** revelou feixes entrelaçados de células fusiformes, juntamente com uma quantidade abundante de colagénio. As fibras de colagénio eram repetitivas e estavam dispostas em fascículos entrelaçados **(Fig. 11)**. As células têm núcleos ovais a alongados com citoplasma eosinofílico indistinto que se misturam com o estroma colagénico. Pode observar-se um grau ligeiro de anisocitose sem a presença de figuras mitóticas. A coloração com tricrómio de Masson foi realizada na secção de tecido e revelou feixes de fibras de colagénio entrelaçados de cor verde **(Fig. 12)**. Com base nos achados histopatológicos e no resultado da coloração especial, três dos vinte e seis casos (casos nº 9, 11 e 19) foram confirmados como fibroma.

No presente estudo, os achados histopatológicos estavam de acordo com os achados de Krithiga *et al.* (2005c), Kashyap *et al.* (2013), Chandravathi *et al.* (2014), Meuten (2017) e Singh (2017).

Embora a maioria dos achados histopatológicos do fibroma no presente estudo tenha sido semelhante à dos autores acima mencionados, Krithiga *et al.* (2005c) encontraram nucléolos distintos de fibrócitos e Singh (2017) encontrou núcleos hipercromáticos que não foram encontrados no presente estudo.

O fibroma pode ocorrer como sequela de uma inflamação crónica. Quando ocorre uma lesão tecidular, a proliferação de fibroblastos ocorre em resposta à libertação de vários mediadores como o Fator de Crescimento de Fibroblastos, TGF- ʙ, IL-13 e outros mediadores. A libertação contínua destes mediadores resulta numa fibrose extensa e atrai as células inflamatórias para o local da lesão, o que é uma caraterística da inflamação crónica. Os fibroblastos induzidos por TGF- ʙ e outras citocinas produzem colagénio (Fry e McGavin, 2012). É muito difícil distinguir entre fibrose devida a inflamação crónica e fibroma devido às semelhanças nas características histológicas de ambas as reacções patológicas. No entanto, é necessária mais perícia para encontrar uma linha ténue entre fibroma e fibrose.

> Leiomioma

Um caso de leiomioma foi diagnosticado com base na citologia. O aspirado do leiomioma apresentava baixa celularidade com contaminação sanguínea. As células fusiformes estavam dispostas individualmente com citoplasma moderadamente basófilo. Os limites celulares eram indistintos com uma relação moderada entre o núcleo e o citoplasma. As células apresentavam núcleos ovais a redondos ou alongados e a maioria das células no esfregaço não tinha citoplasma (núcleos nus) **(Fig. 13)**. Os núcleos das células apresentavam um ou dois nucléolos e um padrão de cromatina granular **(Fig. 14)**. Foi observado um grau ligeiro de anisocitose e anisocariose. Foram também encontrados alguns neutrófilos em associação com células neoplásicas. Com base nas características citológicas acima descritas, o caso (caso n.º 16) foi diagnosticado como leiomioma no presente estudo.

Os achados citológicos do leiomioma no presente estudo estavam de acordo com as descrições de Krithiga *et al.* (2005c), Dunn (2014), Raskin e Meyer (2016) e Burton (2018).

As observações citológicas relatadas por Krithiga *et al.* (2005c) e Dunn (2014) foram semelhantes ao presente estudo, mas encontraram núcleos em forma de charuto, enquanto no presente estudo, os núcleos eram redondos a ovais ou alongados, o que estava de acordo com Raskin e Meyer (2016).

Raskin e Meyer (2016) encontraram padrões de cromatina grosseira e nucléolos inconspícuos, enquanto no presente estudo os núcleos continham padrões de cromatina granular com nucléolos proeminentes.

A secção de tecido do **leiomioma** revelou feixes entrelaçados de fibras musculares lisas que se cruzavam em ângulos rectos e formavam um padrão de "espinha de peixe" **(Fig. 15)**. Havia uma proliferação circunscrita de células fusiformes densamente compactadas com núcleos alongados ou em forma de charuto e nucléolos proeminentes **(Fig. 16)**. As células apresentavam um ligeiro pleomorfismo, citoplasma eosinofílico abundante e bordos citoplasmáticos indistintos. Não foram observadas figuras mitóticas na secção de tecido. Com base nos achados histopatológicos acima referidos, o caso (caso n.º 16) foi confirmado como leiomioma no presente estudo.

As características citológicas do presente estudo estavam de acordo com Krithiga *et al.* (2005c), Sontas *et al.* (2010), Kashyap *et al.* (2013), Chandravathi *et al.* (2014), Meuten (2017) e Rupali (2019).

Krithiga *et al.* (2005c) encontraram anisocitose, binucleação e padrão de cromatina granular, enquanto Meuten (2017) encontrou vacuolação nas células que não foi encontrada no presente estudo.

> Hemangioma

O esfregaço citológico do hemangioma revelou numerosos eritrócitos que se assemelham a um esfregaço de sangue. Foram encontrados numerosos eritrócitos e leucócitos no esfregaço, mas não foi encontrada qualquer célula neoplásica no esfregaço. Citologicamente, o caso (caso n.º 15) foi considerado como contaminação sanguínea, no entanto, o caso foi posteriormente diagnosticado como hemangioma por histopatologia.

O hemangioma é um tumor benigno das células endoteliais dos vasos sanguíneos. O tecido neoplásico tem um fornecimento abundante de sangue devido à proliferação excessiva de vasos sanguíneos. Esta pode ser a razão para a presença de numerosos eritrócitos no esfregaço citológico semelhante a um esfregaço de sangue. Para além disso, as células neoplásicas têm uma baixa tendência para esfoliar. Por conseguinte, não foi possível encontrar as células neoplásicas no esfregaço citológico e o caso foi diagnosticado citologicamente como contaminação sanguínea.

De acordo com Dunn (2014) e Raskin e Meyer (2016), os hemangiomas são muito difíceis de diagnosticar por citologia porque se assemelham à contaminação do sangue. No presente estudo, o hemangioma não pôde ser diagnosticado por citologia porque revelou apenas eritrócitos sem quaisquer células neoplásicas.

Um caso de **hemangioma** foi diagnosticado por histopatologia. A secção de tecido do hemangioma revelou espaços vasculares de tamanho variável preenchidos com eritrócitos separados por estroma de tecido conjuntivo. A presença de pigmento de hemossiderina nos espaços vasculares, bem como no espaço extravascular, também foi apreciada no esfregaço, o que é indicativo de hemólise **(Fig. 17)**. Numerosos vasos sanguíneos de diferentes tamanhos revestidos por camadas únicas de células endoteliais achatadas de tamanho uniforme com núcleos redondos a ovais. As células continham um citoplasma eosinofílico escasso **(Fig. 18)**. As figuras mitóticas estavam ausentes na secção de tecido. Com base nos achados histopatológicos acima referidos, foi feito o diagnóstico de hemangioma no caso n.º 15 do presente estudo. 15 no presente estudo.

Os resultados do presente estudo estavam de acordo com Simeonov *et al.* (2011), Chandravathi *et al.* (2014), Lather *et al.* (2015), Singh (2017), Paramjeet (2018) e Rupali (2019).

Os achados histopatológicos dos autores acima mencionados foram muito semelhantes aos do presente estudo, mas certos achados não foram observados por todos os autores. O citoplasma eosinofílico escasso das células foi relatado por Lather *et al.* (2015) e Paramjeet (2018). Lather *et al.* (2015) relataram anisocitose moderada, anisocariose e a presença de figuras mitóticas na secção, o que também não foi encontrado no presente estudo. A presença de pigmento de hemossiderina na secção foi relatada por Simeonov *et al.* (2011), que também foi encontrada no presente estudo.

Tumores de células redondas

Um total de seis casos foram diagnosticados como tumores de células redondas no presente estudo. Dois casos de tumor de mastócitos (7,69%), três casos de TVT (11,53%) e um caso de linfoma (3,84%) foram os diferentes tipos de tumores de células redondas encontrados no presente estudo. Os tumores de células redondas representaram 23,07% do total de casos de tumores encontrados no presente estudo. As características citológicas e histopatológicas pormenorizadas dos tumores de células redondas são apresentadas a seguir.

> Tumor de mastócitos (Mastocitoma)

O exame citológico dos tumores de mastócitos revelou uma celularidade moderada a elevada de células redondas. As células estavam dispostas individualmente ou em grupos. Um grau ligeiro de anisocitose e anisocariose foi observado no esfregaço. Os núcleos eram redondos, colocados centralmente e de tamanho uniforme. Poucos fibroblastos e numerosas células inflamatórias podiam ser observados no esfregaço **(Fig. 19)**. O citoplasma das células estava repleto de grânulos com pouca variação na relação N:C. O fundo estava repleto de grânulos de mastócitos rompidos **(Fig. 20)**. O esfregaço corado com azul de toluidina revelou mastócitos com grânulos metacromáticos arroxeados dispostos em grupos ou em placas, o que confirma o diagnóstico de tumor de mastócitos **(Fig. 23)**. Com base nos achados citológicos acima e nos resultados da coloração especial, dois casos (Casos nº 1 e 2) foram diagnosticados como tumor de mastócitos no presente estudo.

Os achados citológicos do presente estudo estavam de acordo com as descrições de Hosseini *et al.* (2014), Burton (2018), Kumar *et al.* (2018) e War *et al.* (2018). Hosseini *et al.* (2014) encontraram nucléolos proeminentes, bem como figuras mitóticas que também não puderam ser encontradas no presente estudo. Os achados citológicos observados foram muito semelhantes aos de Kumar *et al.* (2018), exceto a presença de figuras mitóticas.

Histopatologicamente, **os tumores de mastócitos** revelaram-se frouxamente dispostos em placas de células neoplásicas bem diferenciadas, separadas por espaços vazios ou por feixes de colagénio. A invasão do tumor no tecido subcutâneo também foi observada na secção de tecido **(Fig. 21)**. As células de tamanho uniforme, redondas a ovais, dispostas em filas, parecem pilhas de moedas **(Fig. 22)**. Células com núcleos de tamanho uniforme, redondos a ovais, com citoplasma eosinofílico. Numerosos grânulos metacromáticos de cor púrpura presentes no citoplasma das células podem ser demonstrados pela coloração com azul de toluidina **(Fig. 24)**. A infiltração de eosinófilos também foi observada na secção, o que é uma caraterística do tumor de mastócitos canino. Os vasos sanguíneos no estroma do tecido conjuntivo estavam cheios de eritrócitos. Com base nos achados histopatológicos acima, foi feito o diagnóstico de tumor de mastócitos em dois casos (Casos nº 1 e 2) do presente estudo.

As características histopatológicas do presente estudo coincidiram com os resultados de Hosseini *et al.* (2014), Acharya (2015), Singh (2017), Kumar *et al.* (2018), Paramjeet (2018).

Hosseini *et al.* (2014), Acharya (2015) e Kumar *et al.* (2018) encontraram figuras mitóticas na secção de tecido, enquanto no presente estudo não foi possível observar nenhuma figura mitótica. Acharya (2015) encontrou inclusões intra-citoplasmáticas eosinofílicas a baso-eosinofílicas nas células, o que não foi encontrado no presente estudo. Hosseini *et al.* (2014) e Acharya (2015) relataram anisocariose e grânulos citoplasmáticos na secção histopatológica que não puderam ser comparados com o presente estudo.

Existem duas populações de mastócitos presentes nos cães, ou seja, mastócitos resistentes à formalina e mastócitos sensíveis à formalina. Os mastócitos resistentes à formalina podem ser facilmente identificados por grânulos citoplasmáticos com a ajuda da coloração de Giemsa ou azul de toluidina, mas os grânulos citoplasmáticos dos mastócitos sensíveis à formalina não podem ser vistos pela coloração de Giemsa ou azul de toluidina (Meuten, 2017). No presente estudo, a possível razão para a ausência de grânulos citoplasmáticos na secção histopatológica poderia ser a fixação em formalina, devido à qual os grânulos citoplasmáticos dos mastócitos sensíveis à formalina foram perdidos e os grânulos não puderam ser encontrados na secção histológica. Nos tumores de mastócitos pouco diferenciados, os grânulos citoplasmáticos também podem não ser visíveis na secção histológica. No entanto, os tumores de mastócitos pouco diferenciados apresentam outros critérios como anisocitose, binucleação ou multinucleação e índice Ki-67 elevado (Meuten, 2017). Os outros critérios de tumores de mastócitos pouco diferenciados não foram preenchidos no presente estudo, o que eliminou a possibilidade de tumores de mastócitos pouco diferenciados.

> Tumor venéreo transmissível (TVT)

Citologicamente, o aspirado do TVT revelou uma elevada celularidade de células redondas. As células redondas estavam dispostas individualmente e em placas. As células eram quase uniformes em tamanho e continham citoplasma azul-pálido com a presença de vacúolos citoplasmáticos **(Fig. 25)**. O rácio N:C moderado também podia ser apreciado no esfregaço citológico. Os núcleos das células eram redondos, contendo um ou dois nucléolos proeminentes. O padrão de cromatina dos núcleos era grosseiro a aglomerado **(Fig. 26)**. Com base nos achados citológicos acima, o diagnóstico de TVT foi feito em dois casos (casos nº 22 e 23) do presente estudo. Um caso de TVT extragenital também foi encontrado no estudo. Os achados citológicos do TVT extra-genital foram semelhantes aos do TVT genital. Um total de três casos (casos n.ºs 22, 23 e 24) foram diagnosticados como TVT, incluindo dois casos de TVT genital e um caso de TVT extra-genital.

No presente estudo, os achados citológicos do TVT genital estavam de acordo com Krithiga *et al.* (2005), Thangathurai *et al.* (2008), Gupta e Sood (2012), Ganguly *et al.* (2013), Valenciano e Cowell (2014), Kumar *et al.* (2018) e War *et al.* (2018). Os achados citológicos de um caso de TVT extra-genital estavam de acordo com os achados de Gupta e Sood (2012). As características citológicas observadas pelos autores acima mencionados foram semelhantes às do presente estudo, mas Gupta e Sood (2012), bem como Ganguly et al. (2013), encontraram um padrão de cromatina aglomerada, Valenciano e Cowell (2014) mencionaram cromatina pontilhada, Kumar *et al.* (2018) relataram cromatina grosseira, enquanto War *et al.* (2018) observaram cromatina grosseira a reticular e anisonucleose.

Um total de três casos de **TVT**, incluindo dois casos de TVT genital e um caso de TVT extra genital, foram confirmados por histopatologia. A secção de tecido do TVT revelou folhas de células redondas a ovóides de tamanho relativamente uniforme com uma pequena quantidade de estroma de tecido conjuntivo. Estavam presentes numerosas figuras mitóticas na secção **(Fig. 27)**. As margens das células eram geralmente indistintas, com citoplasma eosinofílico, núcleos redondos a ovais com um único nucléolo central e cromatina marginada **(Fig. 28)**. A presença de células inflamatórias também podia ser apreciada na secção. Com base nos achados histopatológicos acima referidos, três casos (casos n.º 22, 23 e 24) foram confirmados como TVT.

Os achados histopatológicos do presente estudo estavam de acordo com Thangathurai *et al.* (2008), Kashyap *et al.* (2013), Acharya (2015), Lather (2017), Kumar *et al.* (2018) e Rupali (2019). Lather (2017) relatou citoplasma vacuolado azul pálido e cromatina grosseira, enquanto no presente estudo, citoplasma eosinofílico fraco e cromatina marginada estavam presentes na secção.

> **Linfoma**

Com base na citologia, foi diagnosticado um caso de linfoma no presente estudo. O aspirado do linfoma mostrou uma celularidade moderada dos linfócitos individuais **(Fig. 29)**. Células com citoplasma azulado e bordos citoplasmáticos indistintos. As células apresentavam núcleos redondos com nucléolos proeminentes e padrão de cromatina aglomerada **(Fig. 30)**. Foi também observado um grau ligeiro de anisocitose, juntamente com a presença de figuras mitóticas. Com base nos achados citológicos acima referidos, o caso (caso n.º 18) foi provisoriamente diagnosticado como linfoma no presente estudo.

As observações citológicas do linfoma no presente estudo estavam de acordo com as descrições de Sood *et al.* (2008), Valenciano e Cowell (2014), Burton (2018) e Kumar *et al.* (2018).

As características citológicas relatadas pelos autores acima mencionados foram muito semelhantes às do presente estudo, no entanto, Sood *et al.* (2008) e Kumar *et al.* (2018) encontraram alta celularidade e a presença de figuras mitóticas, enquanto que, no presente estudo, foram encontradas celularidade moderada e nenhuma figura mitótica, Burton (2018) encontrou um padrão de cromatina finamente pontilhado e algumas células com pacotes perinucleares de grânulos que não foram observados no presente estudo. Valenciano e Cowell (2014) encontraram nucléolos indistintos, enquanto no presente estudo, nucléolos proeminentes estavam presentes no núcleo.

A histopatologia de um caso de **linfoma** revelou uma camada de células redondas neoplásicas juntamente com espaços claros. As células estavam esparsamente separadas por tecido conjuntivo frouxo **(Fig. 31)**. As células neoplásicas apresentavam um ligeiro pleomorfismo, núcleos redondos a alongados e uma quantidade escassa de citoplasma **(Fig. 32)**. Com base nos achados acima, a histopatologia confirmou o diagnóstico de linfoma no caso n.º 18. 18.

Os achados histopatológicos estavam em concordância parcial com Vezzali *et al.* (2010) e

Makovicky *et al.* (2015). Vezzali *et al.* (2010) encontraram citoplasma claro e núcleos hipercromáticos irregularmente recortados, enquanto no presente estudo os núcleos eram redondos a alongados com citoplasma escasso. Makovicky *et al.* (2015) verificaram que o estroma consiste em sinusóides finos ou redes reticulares, ao passo que, no presente estudo, foi encontrada uma quantidade muito pequena de tecido conjuntivo frouxo entre as células.

Tumores da glândula mamária

No presente estudo, foi detectado um total de 11 casos de tumores da glândula mamária, *nomeadamente* adenoma papilar quístico (**1** caso, 3,84%), carcinoma tubular (**2** casos, 7.69%), carcinoma tubulo-papilar (**2** casos, 7,69%), adenocarcinoma sólido (**1 caso**, 3,84%), carcinoma de tipo misto (**2** casos, 7,69%) e mioepitelioma maligno (**3** casos, 11,53%). A percentagem global de tumores da glândula mamária entre todos os casos de tumores foi de 42,30% no presente estudo.

> Adenoma da glândula mamária

O adenoma da glândula mamária mostrou uma celularidade moderada a elevada das células epiteliais no esfregaço citológico. O esfregaço mostrava aglomerados de células epiteliais com fundo basófilo. Observou-se um grau ligeiro de anisocitose no esfregaço. Algumas células estavam também dispostas em padrão acinar **(Fig. 33)**. Os núcleos das células eram redondos a ovais com uma relação núcleo/citoplasma baixa a moderada. As células tinham um nucléolo indistinto e um padrão de cromatina finamente pontilhado **(Fig. 34)**. Com base nos achados citológicos acima referidos, foi feito um diagnóstico provisório de adenoma em dois casos (casos n.º 17 e 20) no presente estudo.

As características citológicas do adenoma no presente estudo estavam de acordo com as descrições de Haziroglu *et al.* (2010), Sangha *et al.* (2011), Sangha e Singh (2012), Valenciano e Cowell (2014), Dunn (2014), Acharya (2015), Raskin e Meyer (2016) e Burton (2018).

As observações citológicas relatadas por Dunn (2014), bem como por Valenciano e Cowell (2014), foram quase semelhantes às do presente estudo. No entanto, relataram a presença de macrófagos carregados de pigmentos que estavam ausentes no presente estudo. O estudo de Singha e Singh (2012) revelou um aumento do rácio N:C, enquanto no presente estudo o rácio N:C foi baixo a moderado. Raskin e Meyer (2016) encontraram um padrão de cromatina suave a fino.

O subtipo de adenoma da glândula mamária confirmado por histopatologia no presente estudo foi o **adenoma papilar quístico.** A secção do adenoma papilar quístico revelou papilas de células neoplásicas que se projectam no lúmen dos ácinos com um pedúnculo de tecido conjuntivo. Em algumas áreas, os lúmens glandulares estavam cheios de secreção proteinácea **(Fig. 35)**. As papilas contêm várias camadas de células de tamanho uniforme suportadas por tecido conjuntivo. As células continham núcleos redondos simples com nucléolo proeminente e citoplasma eosinofílico **(Fig. 36)**. As figuras mitóticas não estavam presentes na secção. Com base nos achados histopatológicos acima referidos, o caso (caso n.º 10) foi diagnosticado como adenoma papilar quístico no presente estudo.

As observações histopatológicas do presente estudo foram apoiadas pelos resultados de Krithiga *et al.* (2005b), Veena *et al.* (2012) e Acharya (2015).

> Adenocarcinoma da glândula mamária

Citologicamente, o aspirado de um adenocarcinoma da glândula mamária revelou uma elevada celularidade das células epiteliais. O esfregaço mostrou aglomerados de células epiteliais com anisocitose e anisocariose acentuadas. As células apresentavam um citoplasma basófilo vacuolado com uma elevada relação núcleo/citoplasma. A multinucleação e os núcleos duplos também podiam ser apreciados no esfregaço. As células neoplásicas também estavam dispostas num padrão acinar em alguns locais **(Fig. 37)**. Os núcleos das células eram redondos a ovais com um ou dois nucléolos proeminentes, anisonucleiose e padrão de cromatina grosseiro **(Fig. 38)**. Com base nos achados citológicos acima, seis casos (casos nº 3, 6, 10, 21, 25 e 27) foram provisoriamente diagnosticados como **adenocarcinoma**.

Achados citológicos semelhantes foram também registados por Krithiga *et al.* (2005b), Sangha *et al.* (2011), Sangha e Singh (2012), Dunn (2014), Acharya (2015), Raskin e Meyer (2016) e Burton (2018).

As características citológicas do adenocarcinoma da glândula mamária relatadas por Acharya (2015) e Burton (2018) foram quase semelhantes aos achados do presente estudo, mas ambos encontraram mitose anormal no esfregaço, o que não foi encontrado no presente estudo. Dunn (2014) encontrou "células em anel de sinete" no esfregaço, o que também não foi encontrado no presente estudo.

No presente estudo, um total de sete casos de tumores malignos da glândula mamária foram confirmados por histopatologia, e a classificação dos subtipos de tumores malignos da glândula mamária foi feita de acordo com Goldschmidt *et al.* (2011). Um total de quatro subtipos de tumores malignos da glândula mamária foram diagnosticados por histopatologia, ou seja, carcinoma tubular, carcinoma tubulopapilar, adenocarcinoma sólido e carcinoma de tipo misto. Os pormenores dos subtipos de tumores da glândula mamária são apresentados a seguir.

Foram detectados dois casos (casos n.ºs 17 e 20) de carcinoma tubular no presente estudo. A secção histopatológica do **carcinoma tubular** revelou uma proliferação intralobular de células neoplásicas glandulares de forma tubular rodeadas por estroma de tecido conjuntivo **(Fig. 39)**. O estroma de tecido conjuntivo entre os dois lóbulos é constituído por numerosos fibroblastos e vasos sanguíneos. Um ligeiro grau de pleomorfismo e a presença de figuras mitóticas também podem ser encontrados na secção de tecido. As células epiteliais neoplásicas contêm núcleos redondos a ovais, citoplasma eosinofílico, nucléolos proeminentes e um padrão de cromatina finamente pontilhado **(Fig. 40)**.

As observações histopatológicas do presente estudo foram muito semelhantes aos achados de Meuten (2017), Raval (2017), Monika (2018) e Paramjeet (2018). No entanto, a infiltração de linfócitos, plasmócitos e macrófagos não pôde ser observada no presente estudo, mas foi relatada por Meuten (2017), Raval (2017) e Monika (2018). Meuten (2017) encontrou cromatina aglomerada, mas um padrão de cromatina finamente pontilhada pôde ser encontrado no presente estudo, enquanto Raval (2017) encontrou macrófagos carregados de pigmentos na secção de tecido, o que não foi observado no presente estudo.

O exame histopatológico do **carcinoma tubulo-papilar** revelou células neoplásicas que formavam papilas no interior do lúmen tubular, suportadas por estroma fibrovascular **(Fig. 41)**. Também foram encontradas papilas contendo várias camadas de células neoplásicas redondas a ovais com citoplasma eosinofílico e pleomorfismo nuclear. Os núcleos eram redondos a ovais com cromatina finamente pontilhada e nucléolos proeminentes **(Fig. 42)**. As figuras mitóticas também podiam ser apreciadas na secção. Havia também a presença de detritos celulares e algumas células descamadas no lúmen. Com base nos achados histopatológicos acima referidos, dois casos (Caso n.º 6 e 21) foram diagnosticados como carcinoma tubulo-papilar no presente estudo.

Os achados histopatológicos do presente estudo foram compatíveis com os de Goldschmidt *et al.* (2011), Monika (2018) e Paramjeet (2018). As observações encontradas no presente estudo foram semelhantes às de Raval (2017), mas ele também encontrou infiltração de células plasmáticas e macrófagos carregados de pigmentos no estroma fibrovascular, o que não foi encontrado no presente estudo. Lather (2017) também encontrou infiltração de células inflamatórias, mas não conseguiu encontrar macrófagos carregados de pigmentos como no presente estudo.

Uma secção de tecido de um **adenocarcinoma sólido** revelou células muito compactadas formando lóbulos densos e de tamanho irregular suportados por estroma fibrovascular **(Fig. 43)**. Os lóbulos de células neoplásicas apresentavam pleomorfismo nuclear, rácio N:C variável e bordos celulares indistintos. As células têm uma quantidade escassa de citoplasma baso-eosinofílico **(Fig. 44)**. Os núcleos são ovais e frequentemente hipercromáticos com 1 ou 2 nucléolos proeminentes. A anisocitose e a anisocariose eram moderadas a graves, com a presença de figuras mitóticas na secção. Com base nos achados histopatológicos acima referidos, o diagnóstico de adenocarcinoma sólido foi efectuado no caso n.º 3. 3.

As características histopatológicas do adenocarcinoma sólido no presente estudo estavam em total concordância com Acharya (2015) e Raval (2017). No entanto, os resultados da pesquisa de Goldschmidt *et al.* (2011) e Paramjeet (2018) foram quase semelhantes aos do presente estudo, mas eles também encontraram a invasão de células neoplásicas dentro dos vasos linfáticos que não foram encontrados no presente estudo.

Lather (2017) encontrou a invasão de células neoplásicas em linfáticos, infiltração de células inflamatórias, hemorragias, bem como necrose em alguns locais, e macrófagos carregados de hemossiderina foram vistos no tecido estromal. Esses achados não estavam de acordo com o presente estudo.

A histopatologia do **carcinoma de tipo misto** revelou a presença de dois tipos de população de células neoplásicas. O componente epitelial era maligno e consistia em células epiteliais neoplásicas suportadas por estroma fibrovascular, enquanto o componente mesenquimal era benigno e consistia em cartilagem **(Fig. 45)**. As células epiteliais apresentavam núcleos hipercromáticos redondos a ovais, nucléolos proeminentes, padrão de cromatina finamente pontilhado e citoplasma eosinofílico com bordos celulares indistintos. Observou-se um grau ligeiro a moderado de anisocariose e anisocitose na secção, juntamente com a presença de figuras mitóticas. O componente mesenquimal presente na secção era uma ilha de condrócitos pleomórficos. A metaplasia de células epiteliais em condrócitos também foi observada na secção de tecido **(Fig. 46)**. Com base nos achados histopatológicos acima referidos, dois casos (Casos nºs 25 e 27) foram diagnosticados como carcinoma de tipo misto no presente estudo.

Os achados histopatológicos do presente estudo estavam em concordância parcial com Goldschmidt *et al.* (2011), Raval (2017) e Paramjeet (2018). Todos os achados do presente estudo foram semelhantes aos dos autores acima mencionados, exceto a presença de uma população de células mioepiteliais, que não foi encontrada no presente estudo.

> Mioepitelioma maligno

Um total de três casos (casos nº 8, 12 e 13) de mioepitelioma maligno foram encontrados no presente estudo. O esfregaço citológico do mioepitelioma maligno revelou uma celularidade moderada das células fusiformes a poligonais. As células estavam dispostas individualmente com um grau ligeiro de anisocitose **(Fig. 47)**. As células mioepiteliais têm núcleos ovais com

1 ou 2 nucléolos proeminentes, uma quantidade moderada de citoplasma azulado e bordos celulares indistintos. O padrão de cromatina das células era um padrão de cromatina grosseiro e a presença de núcleos nus e neutrófilos também podia ser apreciada **(Fig. 48)**. Os achados citológicos acima mencionados eram sugestivos de mioepitelioma maligno.

Os achados citológicos do mioepitelioma maligno no presente estudo estavam mais ou menos de acordo com as descrições de Darvishian e Lin (2004), Sauer (2007), Sehgal *et al.* (2013) e Trichia *et al.* (2016).

Sauer (2007) encontrou inclusões intranucleares nas células que não foram encontradas no esfregaço citológico. Sehgal *et al.* (2013) também relataram células epitelioides ovais misturadas com células fusiformes. As células apresentavam núcleos nus sem características de malignidade, o que não foi observado no presente estudo. Trichia *et al.* (2016) estudaram o mioepitelioma maligno na mama de uma mulher e descobriram que as células epitelioides pleomórficas e poligonais, juntamente com as células fusiformes, apresentavam nucléolos simples ou múltiplos proeminentes, citoplasma azul denso e padrão de cromatina grosseiro. Também notaram a presença de macrófagos, eosinófilos e figuras mitóticas no esfregaço citológico.

O mioepitelioma maligno é muito difícil de diagnosticar por citologia, uma vez que existe heterogeneidade na população de células mioepiteliais e não existem critérios citológicos definidos para o diagnóstico do tumor. No domínio veterinário, não foram efectuados estudos sobre a citologia do mioepitelioma maligno. No entanto, foram efectuados alguns estudos sobre o diagnóstico citológico do mioepitelioma maligno em medicina humana e, para facilitar a comparação, foram citadas referências de patologia humana no presente estudo.

A histopatologia do **mioepitelioma maligno** revelou células fusiformes a fusiformes dispostas em feixes curtos ou fascículos misturados com um material extra-celular fibrilar baso-eosinofílico. As células apresentavam um pleomorfismo celular mínimo com substância intercelular eosinofílica densa **(Fig. 49)**. As células mioepiteliais apresentavam bordos distintos a mal demarcados e uma quantidade moderada de citoplasma eosinofílico. Foram encontradas anisocitose e anisocariose, juntamente com a presença de um número variável de figuras mitóticas **(Fig. 50)**. Os núcleos eram redondos/fusiformes e centrais com cromatina finamente pontilhada e um único nucléolo. No entanto, os mioepiteliomas malignos são muito difíceis de diagnosticar por citologia e mesmo por histopatologia. Por isso, o tumor requer confirmação por imunohistoquímica. Com base nos achados histopatológicos acima, foi feito um diagnóstico provisório de mioepitelioma maligno em três casos (casos 8, 12 e 13) do presente estudo.

Os achados observados de mioepitelioma maligno estavam de acordo com Acharya (2015), Meuten (2017), Raval (2017) e Monika (2018). No entanto, Meuten (2017) encontrou margens celulares distintas, enquanto no presente estudo foram observadas margens celulares indistintas. Raval (2017) encontrou mais de um nucléolo na secção, mas, no presente estudo, apenas um nucléolo foi encontrado nas células.

-I- Comparação do diagnóstico citológico e histopatológico dos tumores caninos

Para determinar a eficácia e a exatidão do diagnóstico citológico no diagnóstico de tumores, é necessário comparar o diagnóstico citológico com o histopatológico, considerando a histopatologia como o padrão de ouro para o diagnóstico de tumores. No domínio veterinário, foram realizados muito poucos estudos sobre a comparação entre o diagnóstico citológico e histopatológico de tumores caninos. Em medicina humana, a citologia é normalmente utilizada como ferramenta de diagnóstico no rastreio primário de neoplasias, mas a citologia como ferramenta de diagnóstico é ainda restrita em medicina veterinária (Cassali *et al.*, 2007). Tendo em conta estes factos, o presente estudo foi realizado com um dos objectivos: "Comparação do diagnóstico citológico e histopatológico do tumor canino".

As vantagens da citologia são um diagnóstico rápido e pouco dispendioso, menos doloroso para o animal e uma técnica facilmente repetível. As principais desvantagens da citologia são a ausência de arquitetura dos tecidos e a dificuldade em obter amostras (Wellman, 1990). Devido às desvantagens da citologia, apenas a natureza e a origem do tumor podem ser determinadas.

Citologicamente, foram encontrados no presente estudo 14 (53,85%) casos de tumores benignos, 11 (42,30%) de tumores malignos e 1 (3,85%) caso de contaminação sanguínea, ao passo que, histopatologicamente, 14 (53,84%) casos foram diagnosticados como tumores benignos e 12 (46,16%) casos foram diagnosticados como tumores malignos. A exatidão global do diagnóstico citológico foi de 84,61% (22/26) no presente estudo. Os pormenores relativos aos diagnósticos citológico e histopatológico são apresentados na **Tabela 7**.

O exame citológico revelou uma sensibilidade de 76,92% e uma especificidade de 92,3% para o diagnóstico de malignidade, considerando a histopatologia como o método padrão de ouro. Foram encontrados resultados falsos negativos num total de três casos, incluindo um caso de hemangioma e dois casos de carcinoma tubular, ao passo que foi obtido um resultado falso positivo num caso de adenoma papilar quístico.

Simon *et al.* (2009) também efectuaram um estudo comparativo do diagnóstico citológico e histopatológico de tumores da glândula mamária canina. Registaram 88% de sensibilidade e 96% de especificidade do diagnóstico citológico no diagnóstico de malignidade. Simeonov (2012) realizou um estudo semelhante sobre tumores cutâneos e anexiais e registou 90,47% de sensibilidade e 97,22% de especificidade do diagnóstico citológico no diagnóstico das neoplasias. Sontas *et al.* (2012) realizaram um estudo comparativo entre o diagnóstico citológico e histopatológico de tumores da glândula mamária canina e relataram 96,2% de sensibilidade e 100% de especificidade do exame citológico no diagnóstico de malignidade. Acharya (2015) relatou 90,90% de sensibilidade e 96,66% de especificidade do diagnóstico citológico na determinação da malignidade dos tumores caninos da pele e da glândula mamária. Guerra *et al.* (2018) relataram 96,29% de sensibilidade e 75% de especificidade do diagnóstico citológico no diagnóstico de neoplasia de tumores cutâneos caninos.

No presente estudo, a sensibilidade foi menor do que a relatada por Simon *et al.* (2009), Simeonov (2012), Sontas *et al.* (2012), Acharya (2015) e War *et al.* (2018). A possível razão para a menor sensibilidade pode ser o facto de o presente estudo ter obtido mais casos de tumores da glândula mamária e de haver mais probabilidades de resultados falsos negativos no diagnóstico de tumores da glândula mamária devido à heterogeneidade dos tumores.

Quadro 7: Pormenores do diagnóstico citológico e histopatológico dos tumores caninos

Caso Não.	Diagnóstico citológico	Diagnóstico histopatológico	Observações
1	Tumor de mastócitos	Tumor de mastócitos	Verdadeiro negativo
2	Tumor de mastócitos	Tumor de mastócitos	Verdadeiro negativo

3	Adenocarcinoma	Adenocarcinoma sólido	Verdadeiro positivo
4	Tricoblastoma	Tricoblastoma	Verdadeiro negativo
6	Adenocarcinoma	Carcinoma tubulo-papilar	Verdadeiro positivo
7	Tricoblastoma	Tricoblastoma	Verdadeiro negativo
8	Mioepitelioma maligno	Mioepitelioma maligno	Verdadeiro positivo
9	Fibroma	Fibroma	Verdadeiro negativo
10	Adenocarcinoma	Adenoma cístico-papilar	Falso positivo
11	Fibroma	Fibroma	Verdadeiro negativo
12	Mioepitelioma maligno	Mioepitelioma maligno	Verdadeiro positivo
13	Mioepitelioma maligno	Mioepitelioma maligno	Verdadeiro positivo
14	Carcinoma de células escamosas	Carcinoma de células escamosas	Verdadeiro positivo
15	Contaminação do sangue	Hemangioma	Falso negativo
16	Leiomioma	Leiomioma	Verdadeiro negativo
17	Adenoma	Adenocarcinoma	Falso negativo
18	Linfoma	Linfoma	Verdadeiro negativo
19	Fibroma	Fibroma	Verdadeiro negativo
20	Adenoma	Adenocarcinoma	Falso negativo
21	Adenocarcinoma	Carcinoma tubulo-papilar	Verdadeiro positivo
22	TVT	TVT	Verdadeiro negativo
23	TVT	TVT	Verdadeiro negativo
24	TVT	TVT	Verdadeiro negativo
25	Adenocarcinoma	Carcinoma de tipo misto	Verdadeiro positivo
26	Carcinoma de células escamosas	Carcinoma de células escamosas	Verdadeiro positivo
27	Adenocarcinoma	Carcinoma de tipo misto	Verdadeiro positivo

Foram obtidos resultados falsos positivos e negativos nos tumores da glândula mamária. A razão subjacente aos resultados falsos negativos pode ser o facto de a amostra poder não ser representativa da massa tumoral devido a erro de amostragem, inflamação ou contaminação excessiva com sangue no esfregaço citológico, o que pode conduzir a resultados falsos negativos. Além disso, nos tumores da glândula mamária, a razão mais provável para o resultado falso negativo é a heterogeneidade da massa tumoral, em que a morfologia das células é variável em diferentes áreas da massa tumoral (Simon *et al.*, 2009). Os resultados falsos positivos podem dever-se à falta de especialização ou ao atipismo celular presente devido ao processo inflamatório reativo. Em tumores benignos altamente proliferativos, a inflamação ou a necrose causam atipia celular que pode conduzir a resultados falsos positivos (Allen *et al.*, 1986).

-I- Estudo imunohistoquímico

O diagnóstico de tumores caninos pelo método histopatológico convencional pode ser difícil em tumores metastáticos e pouco diferenciados (Painter *et al.*, 2010). A imunohistoquímica ajuda na classificação de tumores de origem incerta. Os tumores pouco diferenciados apresentam um pleomorfismo celular acentuado e é muito difícil diagnosticar e determinar a origem do tumor com base na histopatologia. A imunohistoquímica ajuda a confirmar a origem do tumor, bem como a determinar a natureza do tumor.

Todos os casos de tumores caninos foram submetidos a um estudo imuno-histoquímico utilizando PCNA, Ki-67, pancitoqueratina (PCK), vimentina e desmina. A PCK, a vimentina e a desmina foram utilizadas no estudo para confirmar a origem das células neoplásicas, enquanto o PCNA e o Ki-67 foram utilizados para determinar a natureza dos tumores. A coloração citoplasmática castanha a castanho-amarelada foi considerada positiva para PCK, vimentina e desmina. Os resultados da imunohistoquímica de todos os casos são apresentados na **Tabela 8.**

A imunomarcação nuclear de cor castanha escura foi considerada positiva para PCNA e Ki-67. As células imunorreactivas foram contadas de forma semi-quantitativa com a ajuda do software "Image-J". Foram atribuídas pontuações de reatividade para PCNA e Ki-67 a todos os casos de tumores com base numa percentagem de células imunorreactivas no campo de alta potência. Os pormenores das pontuações para o PCNA e o Ki-67 são apresentados na **Tabela 9** e na **Tabela 10**, respetivamente. A pontuação do PCNA foi efectuada conforme sugerido por Kumaraguruparan *et al.* (2006), enquanto a pontuação do Ki-67 foi efectuada de acordo com Kandefer-Gola *et al.* (2013).

Os tumores epiteliais, incluindo os tumores da glândula mamária, obtiveram pontuações de reatividade de 3 a 4 para o PCNA, os tumores mesenquimatosos apresentaram uma pontuação de reatividade de 1 e os tumores de células redondas obtiveram pontuações de reatividade de 2 ou 3, exceto os tumores de mastócitos que não apresentaram imunorreactividade para o PCNA. Todos os tumores mesenquimatosos e os tumores de mastócitos não apresentaram imunorreactividade para o Ki-67, enquanto os tumores epiteliais, incluindo os tumores da glândula mamária, obtiveram uma pontuação de reatividade de 2, exceto o adenoma papilar quístico e o carcinoma tubular, que obtiveram uma pontuação de reatividade de 1. A pontuação de reatividade dos tumores de células redondas foi de 2, exceto para os tumores de mastócitos.

Na maioria dos casos do presente estudo, a imunorreatividade do PCNA foi maior do que a do Ki-67. Este achado está de acordo com Pena *et al.* (1998). A possível razão por detrás da diferença na imunorreactividade pode ser o facto de a expressão do Ki-67 estar restrita ao ciclo celular, enquanto o PCNA também é expresso em células não cíclicas com reparação do

ADN, bem como o facto de o PCNA ter uma semi-vida longa em comparação com o Ki-67. Devido a estes factos, a expressão do PCNA pode ser maior do que a do Ki-67.

Imunohistoquímica de tumores epiteliais

No presente estudo, foi encontrado um total de quatro casos de tumores epiteliais, incluindo dois casos de carcinoma de células escamosas e dois casos de tricoblastoma. Ambos os tumores foram submetidos a imunohistoquímica utilizando todos os marcadores para confirmar a origem e determinar a natureza dos tumores.

> Imuno-histoquímica do carcinoma de células escamosas

Foram obtidos dois casos de carcinoma de células escamosas no presente estudo. Um caso (caso n.º 14) mostrou imunorreactividade para PCK e negativa para vimentina e desmina, enquanto outro caso (caso n.º 26) foi positivo para PCK e vimentina e negativo para desmina. A imunorreatividade à vimentina pode ser devida à transição epitelial para mesenquimal do tumor. Nagamine *et al.* (2017) também encontraram a expressão da vimentina juntamente com a citoqueratina no carcinoma de células escamosas. Na transição epitelial para mesenquimal, há uma perda de características epiteliais e aquisição de elementos mesenquimais, o que poderia ser a razão para a imunorreatividade da vimentina juntamente com a PCK (Meuten, 2017). O CEC obteve uma pontuação de reatividade de 3 para o PCNA e uma pontuação de reatividade de 2 para o Ki-67. Paramjeet (2018) encontrou 2 escores de reatividade para PCNA, enquanto o escore de reatividade do CEC para Ki-67 no presente estudo estava de acordo com Singh (2017). A expressão imuno-histoquímica de PCNA, Ki-67 e PCK é indicada nas **Figuras 51, 52** e **53**.

> Imunohistoquímica do tricoblastoma

O tricoblastoma era anteriormente conhecido como carcinoma basocelular mas, de acordo com a classificação mais recente, é agora designado como tricoblastoma (Meuten, 2017). O tricoblastoma mostrou imunorreactividade para a PCK, enquanto não mostrou imunorreactividade para a vimentina e a desmina. Os achados imuno-histoquímicos do presente estudo estavam de acordo com Mineshige *et al.* (2014) na expressão de PCK e vimentina. A imuno-histoquímica do PCNA revelou um escore de reatividade de 4 em ambos os casos, enquanto para o Ki-67, um caso obteve 2 escores e outro caso obteve 1 escore de reatividade. Paramjeet (2018) encontrou um escore de reatividade do PCNA de 1, que foi um pouco diferente do presente estudo.

Ao contrário dos resultados do presente estudo, Singh (2017) não encontrou imunorreatividade do Ki-67 no carcinoma basocelular. A expressão imuno-histoquímica de PCNA, Ki-67 e PCK é apresentada nas **figuras 54, 55** e **56**.

Imunohistoquímica de tumores mesenquimais

Os tumores mesenquimais obtidos no presente estudo foram fibroma (3 casos), leiomioma (1 caso) e hemangioma (1 caso). Um total de seis tumores mesenquimais foi submetido a imunohistoquímica utilizando todos os biomarcadores. Todos os tumores mesenquimais apresentaram imunorreatividade positiva para vimentina e negativa para PCK e desmina. Paramjeet (2018) também constatou que todos os tumores mesenquimais eram negativos para PCK e positivos para vimentina.

> Imunohistoquímica do fibroma

A secção de tecido do fibroma mostrou imunorreactividade para a vimentina, ao passo que não mostrou imunorreactividade para a PCK e a desmina. O PCNA revelou uma imunorreactividade variável em diferentes casos de fibroma. Dois casos de fibroma obtiveram uma pontuação de reatividade de 1, enquanto num caso não foi encontrada qualquer imunorreactividade. Todos os casos não apresentaram imunorreatividade com Ki-67. Os resultados de Singh (2017) foram semelhantes aos do presente estudo em termos de expressão de Ki-67 e PCK. O escore de reatividade do fibroma 2 para PCNA foi de 2 no estudo de Paramjeet (2018). O perfil imuno-histoquímico do fibroma é apresentado nas **Figuras 57, 58** e **59**.

Tabela 8: Pormenores da expressão imunohistoquímica de PCNA, Ki-67, PCK, vimentina e desmina em diferentes tumores

Categoria do tumor	Nome do tumor	PCNA	Ki-67	PCK	Vimentina	Desmina
Tumor epitelial	Carcinoma de células escamosas **(1)**	+	+	+	-	-
	Carcinoma de células escamosas **(1)**	+	+	+	+	-
	Tricoblastoma **(2)**	+	+	+	-	-
Tumor mesenquimal	Fibroma **(3)**	+	+	-	+	-
	Leiomioma **(1)**	+	+	-	+	-
	Hemangioma **(1)**	+	+	-	+	-
Tumor de células redondas	Mastocitoma **(2)**	+	+	-	-	-
	Tumor venéreo transmissível **(3)**	+	+	-	+	-
	Linfoma **(1)**	+	+	-	-	-
Tumor da glândula mamária	Adenoma papilar cístico **(1)**	+	+	+	-	-
	Carcinoma tubulopapilar **(2)**	+	+	+	-	-
	Carcinoma tubular **(2)**	+	+	+	-	-
	Adenocarcinoma sólido **(1)**	+	+	+	-	-
	Carcinoma de tipo misto **(2)**	+	+	+	+	-
	Mioepitelioma maligno **(3)**	+	+	-	+	-

Tabela 9: Pontuação casuística do PCNA em diferentes tumores

N.º Sr.	Processo nº.	Nome do tumor	Pontuação PCNA
1	1	Tumor de mastócitos	**0**
2	2	Tumor de mastócitos	**1**
3	3	Adenocarcinoma sólido	**3**
4	4	Tricoblastoma	**4**
5	6	Carcinoma tubulo-papilar	**3**
6	7	Tricoblastoma	**4**
7	8	Mioepitelioma maligno	**2**

8	9	Fibroma	**0**
9	10	Adenoma cístico-papilar	**3**
10	11	Fibroma	**1**
11	12	Mioepitelioma maligno	**2**
12	13	Mioepitelioma maligno	**3**
13	14	Carcinoma de células escamosas	**3**
14	15	Hemangioma	**1**
15	16	Leiomioma	**1**
16	17	Carcinoma tubular	**3**
17	18	Linfoma	**2**
18	19	Fibroma	**1**
19	20	Carcinoma tubular	**3**
20	21	Carcinoma tubulo-papilar	**3**
21	22	Tumor venéreo transmissível	**3**
22	23	Tumor venéreo transmissível	**3**
23	24	Tumor venéreo transmissível	**3**
24	25	Carcinoma de tipo misto	**4**
25	26	Carcinoma de células escamosas	**3**
26	27	Carcinoma de tipo misto	**4**

Tabela 10: Pontuação do Ki-67 em função dos casos em diferentes tumores

N.º Sr.	**Processo nº.**	**Nome do tumor**	**Pontuação Ki-67**
1	1	Tumor de mastócitos	**0**
2	2	Tumor de mastócitos	**0**
3	3	Adenocarcinoma sólido	**2**
4	4	Tricoblastoma	**1**
5	6	Carcinoma tubulo-papilar	**2**
6	7	Tricoblastoma	**2**
7	8	Mioepitelioma maligno	**2**
8	9	Fibroma	**0**
9	10	Adenoma cístico-papilar	**1**
10	11	Fibroma	**0**
11	12	Mioepitelioma maligno	**2**
12	13	Mioepitelioma maligno	**1**
13	14	Carcinoma de células escamosas	**2**
14	15	Hemangioma	**0**
15	16	Leiomioma	**0**
16	17	Carcinoma tubular	**2**
17	18	Linfoma	**2**
18	19	Fibroma	**0**
19	20	Carcinoma tubular	**1**
20	21	Carcinoma tubulo-papilar	**2**
21	22	Tumor venéreo transmissível	**2**
22	23	Tumor venéreo transmissível	**2**
23	24	Tumor venéreo transmissível	**2**
24	25	Carcinoma de tipo misto	**2**

25	26	Carcinoma de células escamosas	**2**
26	27	Carcinoma de tipo misto	**2**

> **Imunohistoquímica do leiomioma**

A imuno-histoquímica do leiomioma revelou que o caso era positivo para a vimentina, enquanto não foi encontrada imunorreactividade para a PCK, desmina e Ki-67. O leiomioma obteve uma pontuação de reatividade de 1 para o PCNA com base numa percentagem de células positivas. A possível razão para a ausência de imunorreactividade com a desmina pode ser a fixação prolongada em formalina, uma vez que a fixação afecta negativamente a imunomarcação da desmina (Andreasen e Mahaffey, 1987). A maioria dos casos de leiomioma mostrou imunorreatividade positiva para a vimentina e a desmina. De acordo com Meuten (2017), o leiomioma uterino mostrou imunorreatividade para vimentina e desmina, mas um caso de leiomioma da vagina foi negativo para desmina, o que é um achado semelhante ao do presente estudo. O perfil imuno-histoquímico do leiomioma é apresentado nas **Figuras 60, 61** e **62**.

> **Imunohistoquímica do hemangioma**

Um caso de hemangioma mostrou uma imunorreactividade moderada para a vimentina, enquanto não mostrou imunorreactividade para a PCK e a desmina. O hemangioma obteve uma pontuação de reatividade de 1 para o PCNA e nenhuma imunorreactividade para o Ki-67. O padrão de imunocoloração da vimentina no hemangioma foi semelhante aos resultados obtidos por Sabattini e Bettini (2009). O hemangioma é um tumor mesenquimal, portanto mostrou imunorreatividade com vimentina e nenhuma reatividade para PCK. Em contraste com este estudo, Paramjeet (2018) não encontrou imunorreatividade de PCNA em casos de hemangioma. Os achados imuno-histoquímicos do presente estudo estavam em total concordância com os achados de Singh (2017) em termos de expressão de PCK e Ki-67. O perfil imuno-histoquímico do hemangioma é mostrado nas **figuras 63, 64** e **65**.

Imunohistoquímica de tumores de células redondas

Os tumores de células redondas são normalmente difíceis de diagnosticar por histopatologia. É muito difícil diferenciar linfoma, histiocitoma, tumor de mastócitos e TVT com base na histopatologia. A imunohistoquímica ajuda a diferenciar esses tumores, determinando a origem dos tumores. No presente estudo, foi encontrado um total de seis casos de tumores de células redondas, incluindo dois casos de tumores de mastócitos, três casos de TVT e um caso de linfoma diagnosticado por histopatologia.

> **Imunohistoquímica do tumor de mastócitos**

Todos os marcadores não mostraram imunorreactividade nos tumores de mastócitos, exceto num caso (caso n.º 1) que mostrou uma imunorreactividade ligeira com PCNA. Ambos os casos não mostraram imunorreactividade para PCK, vimentina, desmina e Ki-67. Num dos casos (caso n.º 1), foi atribuída uma pontuação de reatividade de 1 para o PCNA. Os perfis imunohistoquímicos dos tumores de mastócitos são apresentados nas **Figuras 66** e **67**. Em termos de expressão de PCK, os resultados do presente estudo estavam de acordo com os achados de Paramjeet (2018), exceto para a expressão de vimentina. Singh (2017) também encontrou reatividade para PCK e nenhuma imunorreatividade com Ki-67, como encontrado no presente estudo.

> **Imunohistoquímica do TVT**

No presente estudo, foram detectados dois casos de TVT genital e um caso de TVT extragenital. A secção de tecido do TVT mostrou imunorreactividade para a vimentina, enquanto não mostrou imunorreactividade para a PCK e a desmina. O escore de reatividade do TVT para PCNA e Ki-67 foi de 3 e 2, respetivamente. No presente estudo, o TVT apresentou imunorreatividade para a vimentina. Esse achado estava de acordo com Araujo *et al.* (2012), Gupta e Sood (2012) e Paramjeet *et al.* (2019). Não houve diferença no perfil imuno-histoquímico do TVT extragenital e genital encontrado no presente estudo. Os resultados do presente estudo estavam em total concordância com os resultados de Gupta e Sood (2012). A expressão imuno-histoquímica do TVT com vários biomarcadores foi indicada nas **Fig. 68, 69** e **70**.

> **Imunohistoquímica do linfoma**

A imunohistoquímica do linfoma não mostrou imunorreactividade para a PCK, vimentina e desmina. O linfoma obteve uma pontuação de reatividade de 2 para o PCNA e uma pontuação de reatividade de 2 para o Ki-67. A expressão imuno-histoquímica do PCNA e do Ki-67 no linfoma está indicada nas **Fig. 71** e **72**.

Imunohistoquímica de tumores da glândula mamária

No presente estudo, foi detectado um total de 11 casos de tumores da glândula mamária, *nomeadamente* adenoma papilar cístico (1 caso), carcinoma tubular (2 casos), carcinoma tubulo-papilar (2 casos), adenocarcinoma sólido (1 caso), carcinoma de tipo misto (2 casos) e mioepitelioma maligno (3 casos). Todos os tumores apresentaram imunorreactividade diferente para os diferentes marcadores. Todos os casos de tumor mostraram imunorreatividade positiva para PCK devido à origem epitelial. Singh (2017) também encontrou imunorreatividade positiva com PCK em tumores epiteliais da glândula mamária.

> **Imunohistoquímica do adenoma papilar quístico**

O adenoma papilar cístico mostrou imunorreactividade para a PCK, mas não mostrou imunorreactividade para a vimentina e a desmina. A pontuação de reatividade do tumor para PCNA e Ki-67 foi de 3 e 1, respetivamente. O perfil imunohistoquímico do adenoma papilar quístico é apresentado nas **Figuras 73, 74** e **75**. O adenoma é a origem epitelial do tumor, pelo que apresentou imunorreactividade positiva para o PCK e negativa para a vimentina e a desmina. Em contraste com o presente estudo, Singh (2017) não encontrou imunorreatividade com ki-67 em tumores epiteliais benignos da glândula mamária.

> **Imunohistoquímica do carcinoma tubular**

A secção de tecido do carcinoma tubular mostrou imunorreactividade para a PCK e não mostrou qualquer imunorreactividade para a vimentina e a desmina. O carcinoma tubular obteve uma pontuação de reatividade de 3 para o PCNA em ambos os casos, enquanto uma pontuação de reatividade de 1 e 2 para o Ki-67 foi encontrada em dois casos de carcinoma tubular. O perfil imunohistoquímico do carcinoma tubular é apresentado nas **Figuras 76, 77** e **78**.

> **Imunohistoquímica do carcinoma tubulo-papilar**

A secção de tecido do carcinoma túbulo-papilar mostrou imunorreactividade para a PCK e não mostrou imunorreactividade para a vimentina e a desmina. Paramjeet (2018) encontrou graus variáveis de imunorreactividade com PCK em diferentes casos de carcinoma túbulo-papilar e nenhuma imunorreactividade com vimentina. O carcinoma túbulo-papilar obteve uma pontuação de reatividade de 3 para PCNA e uma pontuação de reatividade de 2 para Ki-67. Em contraste com o presente estudo, Paramjeet (2018) encontrou um escore de reatividade de 1 para o PCNA. O perfil imuno-histoquímico do carcinoma tubulo-papilar é apresentado nas **Figuras 79, 80** e **81**.

> **Imunohistoquímica de adenocarcinoma sólido**

Um caso de **adenocarcinoma sólido** mostrou imunorreactividade à PCK, mas não mostrou imunorreactividade à vimentina e à desmina. O tumor obteve um escore de reatividade de 3 para PCNA e 2 para Ki-67. Paramjeet (2018) encontrou um escore de reatividade de 2 na expressão de PCNA, o que foi diferente do presente estudo. O perfil imuno-histoquímico do adenocarcinoma sólido é apresentado nas **figuras 82, 83** e **84**.

> **Imunohistoquímica do carcinoma de tipo misto**

O estudo imuno-histoquímico do carcinoma de tipo misto revelou que o tumor apresentava imunorreactividade para a PCK e a vimentina e não tinha imunorreactividade para a desmina. O tumor contém componentes epiteliais e mesenquimais. Por conseguinte, apresentou imunorreactividade para a PCK, bem como para a vimentina. O carcinoma de tipo misto obteve uma pontuação de reatividade de 4 para o PCNA e uma pontuação de reatividade de 2 para o Ki-67.

Paramjeet (2018) relatou achados imuno-histoquímicos semelhantes aos encontrados no presente estudo em termos de expressão de PCK e vimentina, mas difere na expressão de PCNA. Os resultados de Singh (2017) foram um pouco diferentes em termos de expressão de Ki-67. O perfil imuno-histoquímico do tipo misto de carcinoma é apresentado nas **Figuras 85, 86, 87** e **88**.

> **Imunohistoquímica do mioepitelioma maligno**

A secção de tecido do mioepitelioma maligno mostrou imunorreactividade para a vimentina, enquanto não mostrou imunorreactividade para a PCK e a desmina. Foi encontrado um grau variável de expressão de PCNA e Ki-67 em todos os casos de mioepitelioma maligno. Dois casos obtiveram uma pontuação de reatividade de 2 e um caso obteve uma pontuação de 3, enquanto dois casos revelaram uma pontuação de reatividade de 2 e um caso apresentou uma pontuação de 1 para o Ki-67. O perfil imunohistoquímico do mioepitelioma maligno é apresentado nas **Figuras 89, 90** e **91**.

De acordo com Meuten (2017), as células mioepiteliais expressam marcadores para citoqueratina 14, actina, p63, calponina e vimentina. Para o diagnóstico de mioepitelioma maligno, é necessária a confirmação imuno-histoquímica por um desses marcadores. No presente estudo, os casos foram positivos para vimentina e negativos para PCK, indicando a presença de células mioepiteliais.

Sauer (2007) estudou a citologia e a imuno-histoquímica do mioepitelioma da mama em mulheres e constatou que os casos de mioepitelioma eram positivos para vimentina, actina de músculo liso e queratina MNF 116, mas negativos para desmina. Os achados imuno-histoquímicos do presente estudo estavam de acordo com Sauer (2007) em termos de expressão de vimentina e desmina. Sauer (2007) verificou que 30% das células neoplásicas eram positivas para o Ki-67 e, com base nisso, pode ser atribuída uma pontuação de reatividade de 2 aos casos de tumor. No presente estudo, foi encontrada uma pontuação de reatividade de 2 em todos os casos, o que é um achado semelhante ao de Sauer (2007).

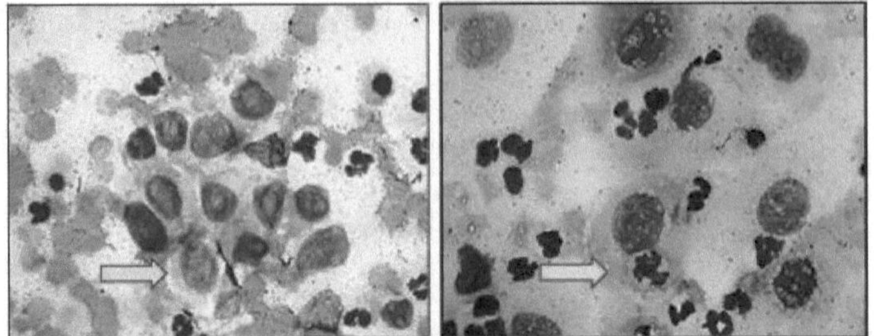

Fig. 1. Citologia do CEC mostrando um grupo de células angulares grandes (seta) com citoplasma azul profundo. As células apresentam graus variáveis de anisocitose e anisocariose. (Giemsa × 400)

Fig. 2. CEC - células dispostas individualmente mostrando empriopólis nuclear (seta) juntamente com ansiocitose. Células com 1 ou 2 nucléolos e algumas células também mostrando núcleos duplos com neutrófilos no fundo. (Giemsa × 1000)

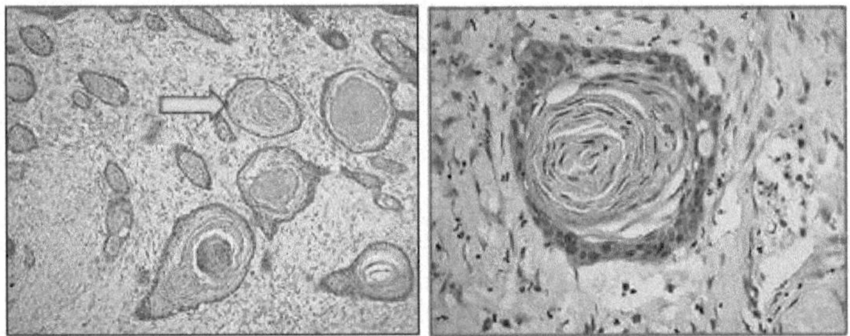

Fig. 3. Secção do CEC mostrando numerosas pérolas de queratina típicas (pérolas epiteliais) (seta) misturadas no estroma de tecido conjuntivo proliferativo. (H & E × 100)

Fig. 4. CEC - camada concêntrica de células escamosas que aumentam a queratinização em direção ao centro, juntamente com citoplasma eosinofílico. (H & E × 400)

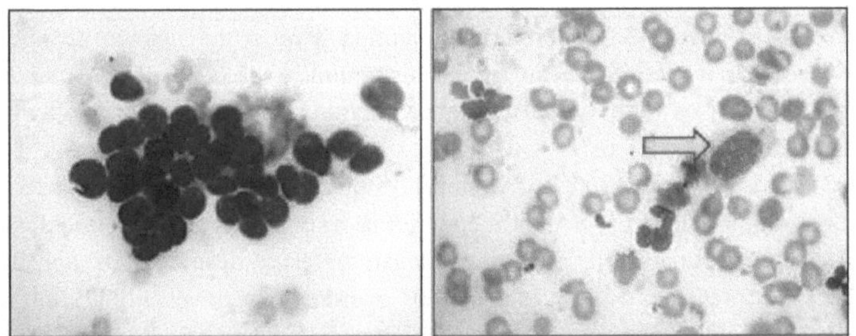

Fig. 5. Citologia do tricoblastoma mostrando o aglomerado apertado de pequenas células redondas a cuboidais com citoplasma escasso, rácio N:C elevado e núcleos relativamente uniformes. (Giemsa × 400)

Fig. 6. Tricoblastoma - célula basalóide individual com citoplasma azulado, bordas citoplasmáticas indistintas, núcleo oval com dois nucléolos proeminentes e cromatina finamente granular (seta). (Giemsa × 1000)

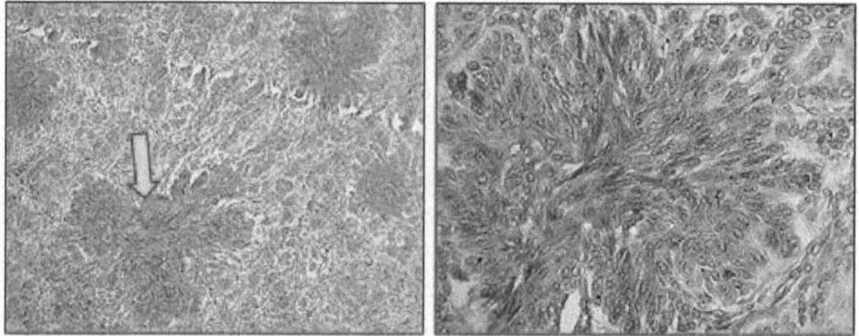

Fig. 7. Secção de tricoblastoma mostrando padrão medusoide (seta) no qual cordões de células fluem para fora de uma agregação central de células. (H & E × 100)
Fig. 8. Tricoblastoma - células de tamanho uniforme com núcleos redondos a ovais com nucléolos proeminentes e citoplasma eosinofílico. (H & E × 400)

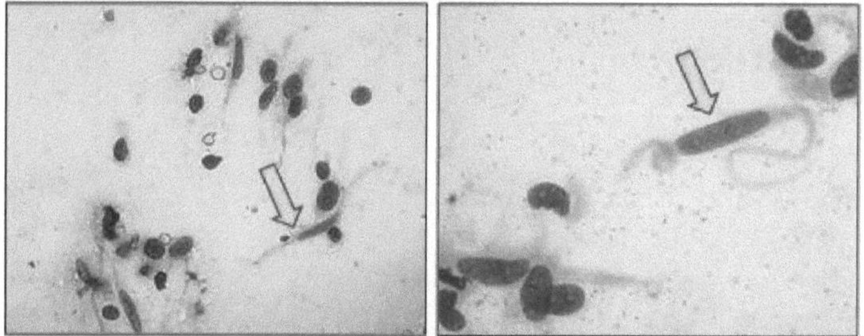

Fig. 9. Citologia de fibroma mostrando células fusiformes uniformes dispostas individualmente (seta) juntamente com a presença de células inflamatórias. (Giemsa × 400)
Fig. 10. Fibroma - fibrócito maduro mostrando citoplasma indistinto levemente basofílico que se estende de ambas as extremidades do núcleo alongado com nucléolos proeminentes (seta). (Giemsa × 1000)

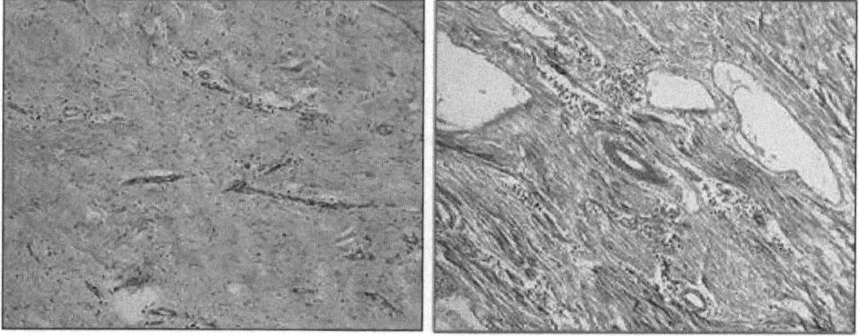

Fig. 11. Secção de fibroma mostrando feixes entrelaçados de fibroblastos com citoplasma eosinofílico com abundante colagénio. (H & E × 100)
Fig. 12. Secção de fibroma mostrando feixes de fibras de colagénio entrelaçados, corados de verde. (Tricrómio de Masson × 100)

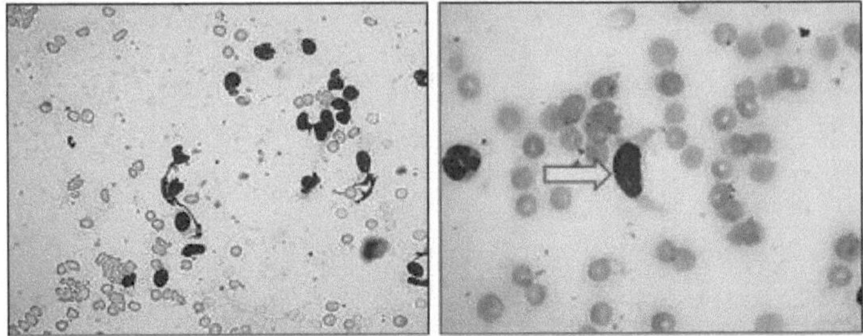

Fig. 13. Citologia de leiomioma mostrando baixa celularidade, células dispostas individualmente ou em grupos com núcleos redondos a ovais. (Giemsa × 400)
Fig. 14. Leiomioma - célula com núcleo oval, citoplasma azul claro com bordas indistintas, relação N:C moderada e cromatina granular (seta). (Giemsa × 1000)

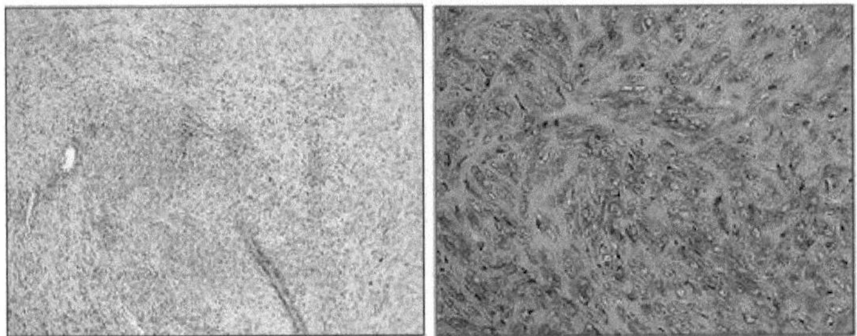

Fig. 15. Secção de leiomioma mostrando feixes entrelaçados de fibras musculares lisas que se cruzam em ângulos rectos, formando um padrão de "espinha de peixe". (H& E × 100)
Fig. 16. Leiomioma - proliferações circunscritas de células fusiformes monomórficas com citoplasma eosinofílico abundante, núcleo oval a alongado com nucléolos proeminentes (H & E × 400)

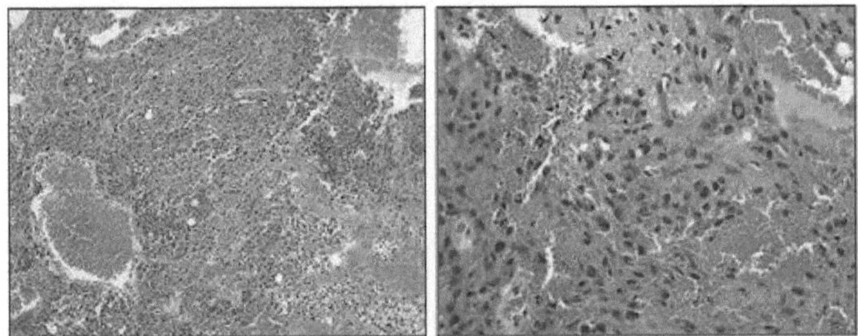

Fig. 17. Secção de hemangioma mostrando espaços vasculares de tamanho variável preenchidos por eritrócitos. A hemossiderina também pode ser vista nos vasos. (H & E × 100)
Fig. 18. Hemangioma - numerosos vasos sanguíneos revestidos por uma única camada de células endoteliais uniformes com núcleos redondos a ovais. (H & E × 400) (H & E × 400)

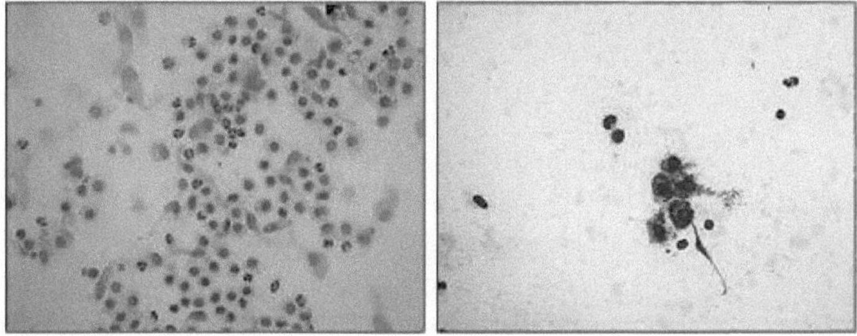

Fig. 19. Esfregaço citológico de mastocitoma mostrando alta celularidade de células redondas com núcleo localizado centralmente e presença de fibroblastos e eosinófilos. (H & E × 400)
Fig. 20. Mastocitoma - mastócitos mostrando grau leve de anisocitose e presença de grânulos metacromáticos no citoplasma das células. (Giemsa × 400)

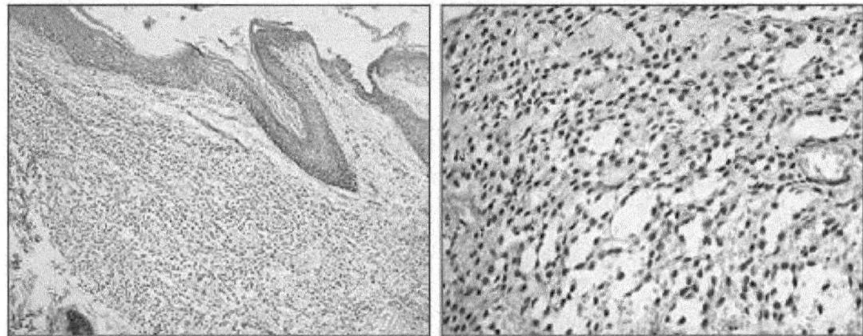

Fig. 21. Secção de mastocitoma mostrando células neoplásicas frouxamente dispostas em lençol, separadas por espaços vazios no tecido subcutâneo. (H & E × 100)
Fig. 22. Mastocitoma - células de tamanho uniforme, redondas a ovais, com citoplasma eosinofílico, dispostas em fileiras que se assemelham a pilhas de moedas. (H & E × 400)

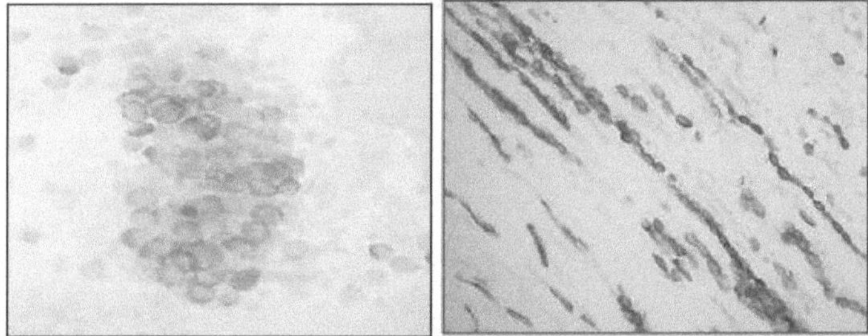

Fig. 23. Esfregaço citológico de mastocitoma mostrando grânulos metacromáticos arroxeados de mastócitos. (Azul de toluidina × 400)
Fig. 24. Secção de tecido de mastocitoma mostrando célula neoplásica juntamente com grânulos citoplasmáticos metacromáticos arroxeados. (Azul de toluidina × 400)

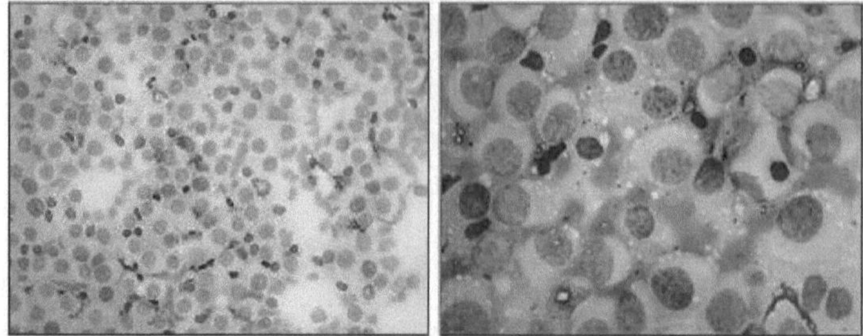

Fig. 25. Esfregaço citológico de TVT mostrando uma lâmina de células redondas de tamanho uniforme com alta celularidade e leve grau de anisocitose. (H & E × 400)

Fig. 26. TVT - células com citoplasma vacuolado, limite citoplasmático claro, nucléolos indistintos e padrão de cromatina grosseiro a aglomerado. (H & E × 1000)

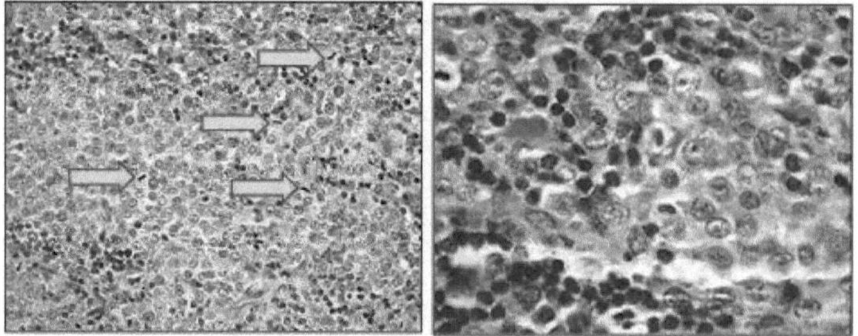

Fig. 27. Secção do TVT mostrando uma camada de células redondas de tamanho uniforme com numerosas figuras mitóticas (seta). (H & E × 400)

Fig. 28. TVT - células mostrando núcleos redondos a ovais com nucléolos proeminentes, citoplasma eosinofílico e cromatina marginada. (H & E × 1000)

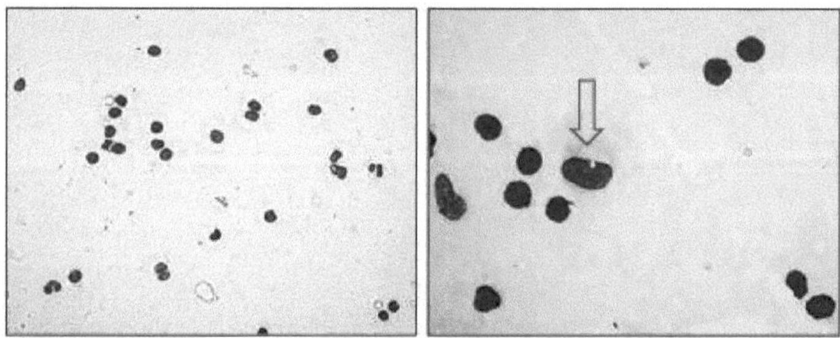

Fig. 29. Esfregaço de linfoma mostrando numerosos linfócitos individuais com celularidade moderada. (Giemsa × 400)

Fig. 30. Linfoma - células mostrando núcleos redondos com nucléolos proeminentes, citoplasma azulado e borda citoplasmática indistinta (seta). (Giemsa × 1000)

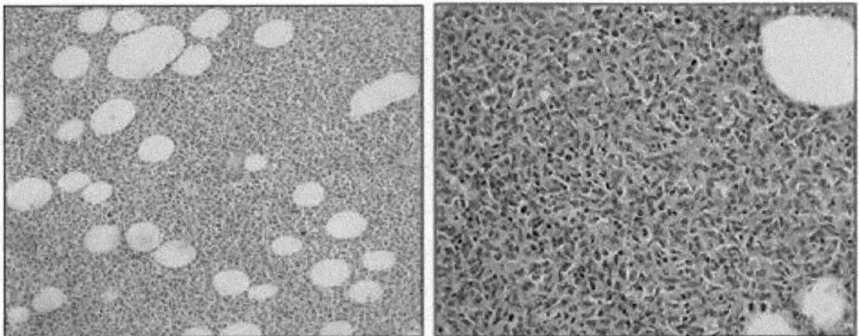

Fig. 31. Secção de linfoma mostrando células neoplásicas dispostas em grande lençol ao longo do espaço livre esparsamente separadas por tecido conjuntivo frouxo. (H & E × 100)
Fig. 32. Secção de linfoma mostrando células neoplásicas pleomórficas com núcleos redondos a alongados separados por espaço claro. (H & E × 400)

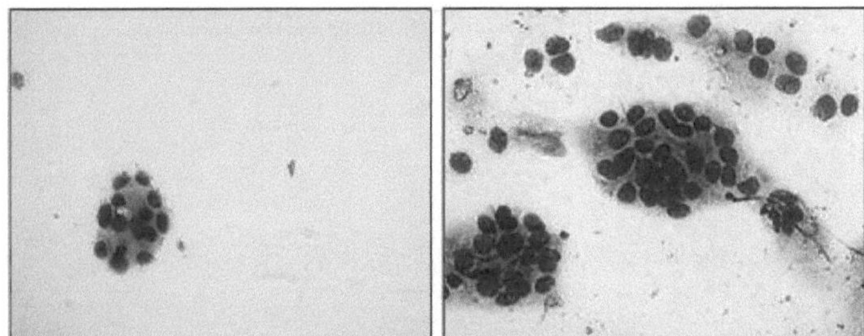

Fig. 33. Citologia de adenoma mostrando celularidade moderada a alta. Células de tamanho uniforme dispostas em padrão adenoide contendo moderada quantidade de citoplasma baso-eosinofílico. (Giemsa × 400)
Fig. 34. Adenoma - aglomerados de células epiteliais mostrando leve pleomorfismo celular, núcleos redondos a ovais com nucléolos proeminentes e padrão de cromatina finamente pontilhado. (Giemsa × 400)

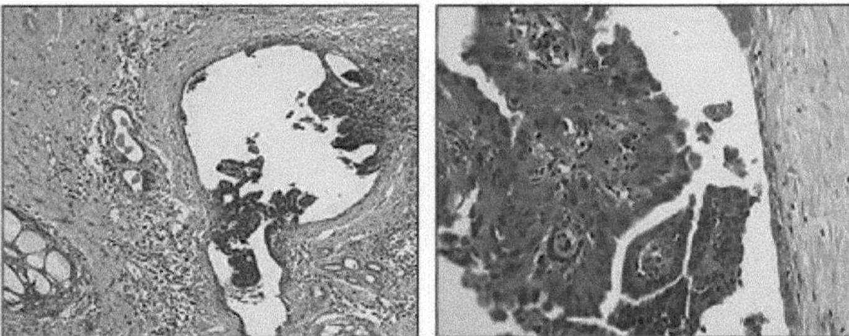

Fig. 35. Secção de adenoma papilar cístico mostrando papilas de células neoplásicas que se projectam no lúmen dos ácinos juntamente com a presença de líquido protináceo. (H & E × 100)
Fig. 36. Adenoma papilar cístico - as papilas continham células cuboidais uniformes com núcleos redondos, nucléolos proeminentes e citoplasma eosinofílico. (H & E × 400)

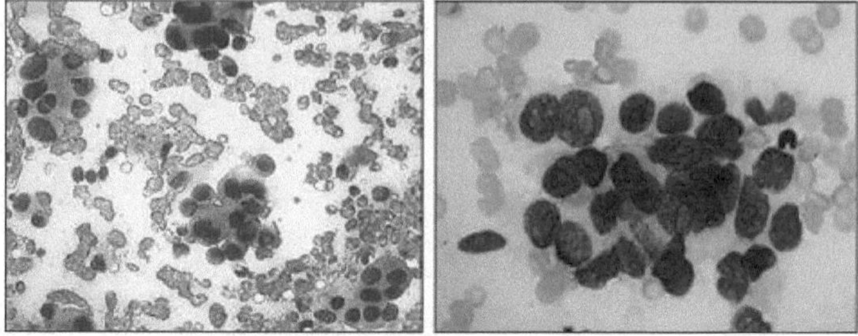

Fig. 37. Citologia de adenocarcinoma mostrando alta celularidade. Células dispostas em aglomerados ou em padrão acinar com alto grau de anisocitose, anisocariose e núcleos duplos. (Giemsa × 400)

Fig. 38. Adenocarcinoma - aglomerado de células epiteliais neoplásicas mostrando pleomorfismo acentuado, núcleos redondos a ovais, 1 ou 2 nucléolos proeminentes com anisonucleiose e padrão de cromatina grosseiro. (Giemsa × 1000)

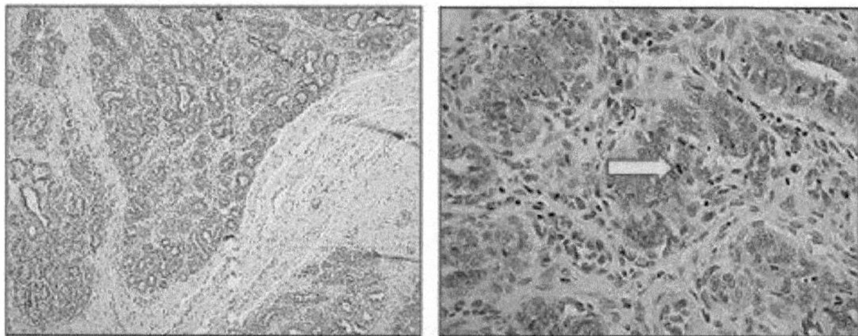

Fig. 39. Secção de carcinoma tubular mostrando proliferação intralobular de células neoplásicas glandulares rodeadas por estroma fibrovascular. (H & E × 100)

Fig. 40. Carcinoma tubular - células epiteliais neoplásicas mostrando núcleos redondos a ovais com nucléolos proeminentes, pleomorfismo nuclear e presença de figura mitótica (seta). (H & E × 400)

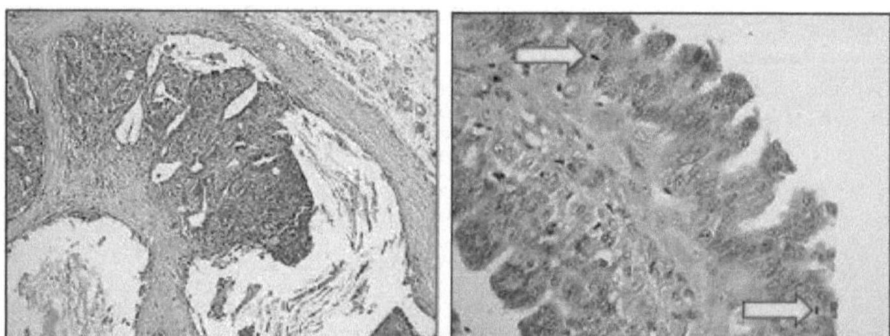

Fig. 41. Secção de carcinoma tubulo-papilar mostrando células neoplásicas formando papilas dentro do lúmen tubular que é suportado por estroma fibrovascular. (H & E × 100)

Fig. 42. Carcinoma tubulo-papilar - múltiplas camadas de células com citoplasma eosinofílico, nucléolos proeminentes, pleomorfismo nuclear e presença de figura mitótica (seta). (H & E × 400)

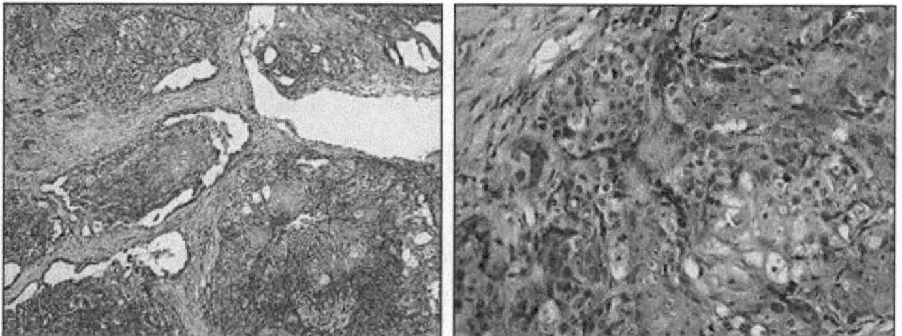

Fig. 43. Secção de adenocarcinoma sólido mostrando células neoplásicas muito compactadas formando lóbulos densos e irregulares suportados por estroma fibrovascular. (H & E × 100)
Fig. 44. Adenocarcinoma sólido - lóbulos de células neoplásicas mostrando pleomorfismo nuclear, 1 ou 2 nucléolos proeminentes, relação N:C variável e bordas celulares indistintas. (H & E × 400)

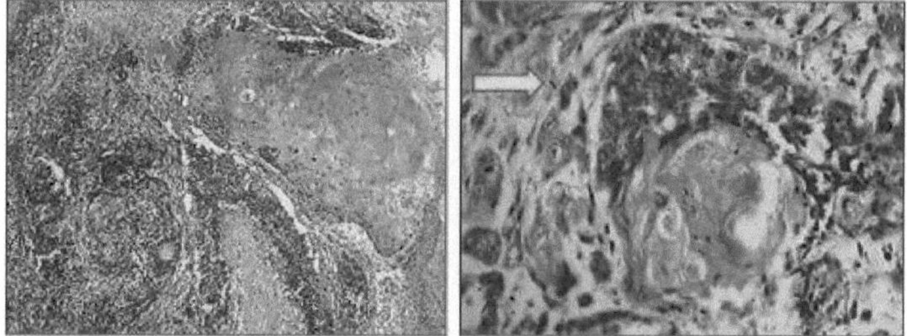

Fig. 45. Secção de carcinoma de tipo misto mostrando uma população de componentes epiteliais e mesenquimais suportados por um estroma fibrovascular denso. (H & E × 100)
Fig. 46. Carcinoma de tipo misto - células com núcleos hipercromáticos, nucléolos proeminentes, metaplasia de células epiteliais para condroblastos e presença de figura mitótica (seta). (H & E × 400)

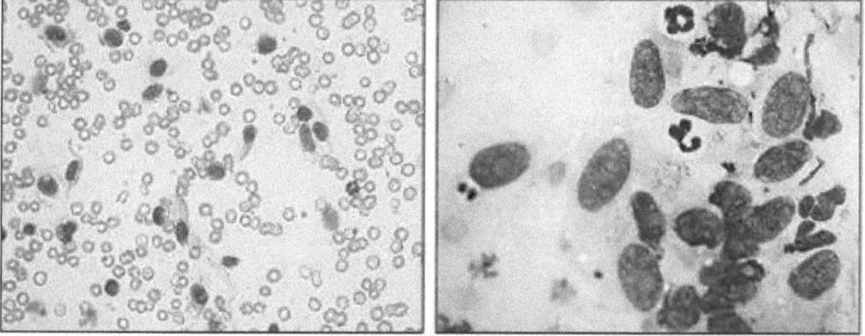

Fig. 47. Citologia de mioepitelioma maligno mostrando celularidade moderada, células fusiformes a poligonais com quantidade moderada de citoplasma azulado, dispostas individualmente com grau leve de anisocitose. (Giemsa × 400)
Fig. 48. Mioepitelioma maligno - células frouxamente aderidas com núcleos ovais, 1 ou 2 nucléolos proeminentes, citoplasma azul claro com bordas indistintas, cromatina grosseira juntamente com núcleos nus e neutrófilos. (Giemsa × 1000).

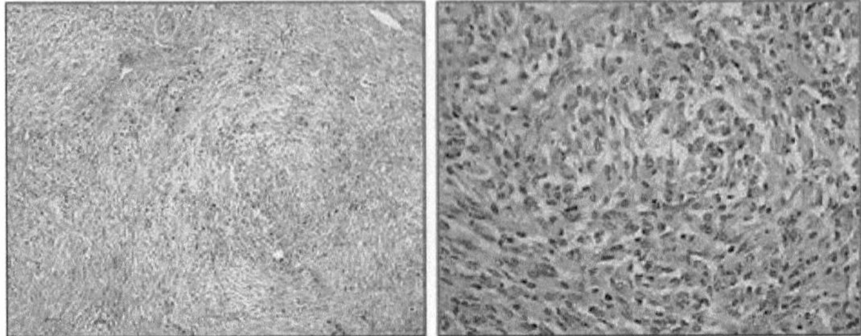

Fig. 49. Secção de mioepitelioma maligno mostrando extensas células fusiformes a fusiformes dispostas em fascículos curtos que exibem pleomorfismo celular mínimo com substância intercelular eosinofílica densa. (H & E × 100)

Fig. 50. Mioepitelioma maligno - células mostrando núcleos hipocromáticos fusiformes a redondos, pequena quantidade de citoplasma eosinofílico com anisocariose e anisocitose mínimas. (H & E × 400)

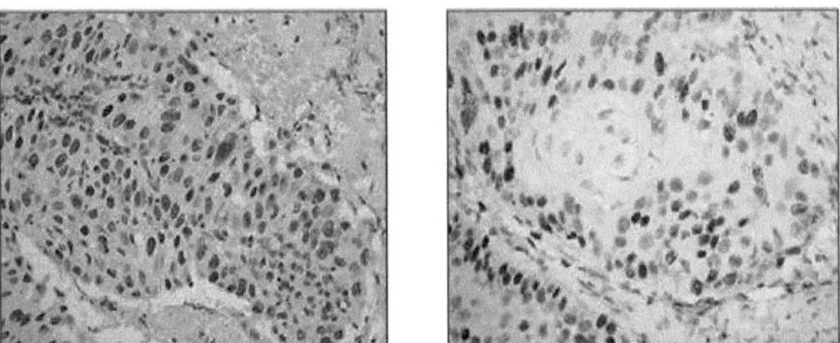

Fig. 51. Imunoreactividade do PCNA no CEC. PCNA, cromogénio DAB, coloração de hematoxilina de Mayer 400X.

Fig. 52. Imunoreactividade do Ki-67 no CEC. Ki-67, cromogéneo DAB, coloração com hematoxilina de Mayer 400X.

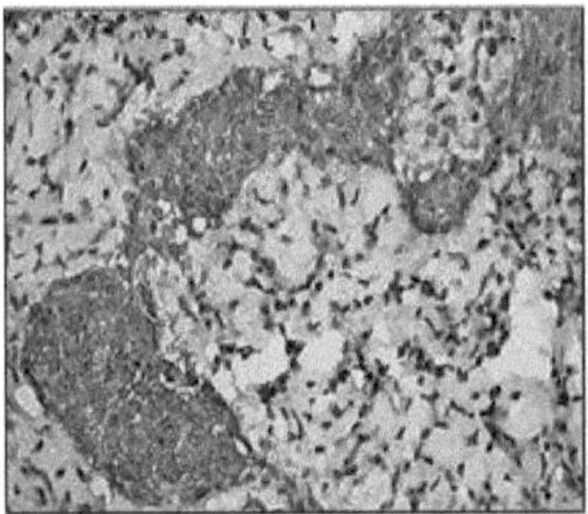

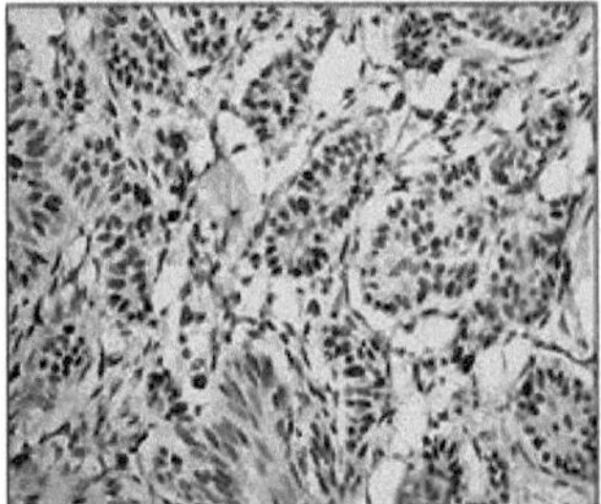

Fig. 53. Imunoreactividade da PCK no CEC. PCK, cromogéneo DAB, coloração com hematoxilina de Mayer 400X.

Fig. 54. Imunoreactividade do PCNA no tricoblastoma. PCNA, cromogénio DAB, coloração de hematoxilina de Mayer 400X.

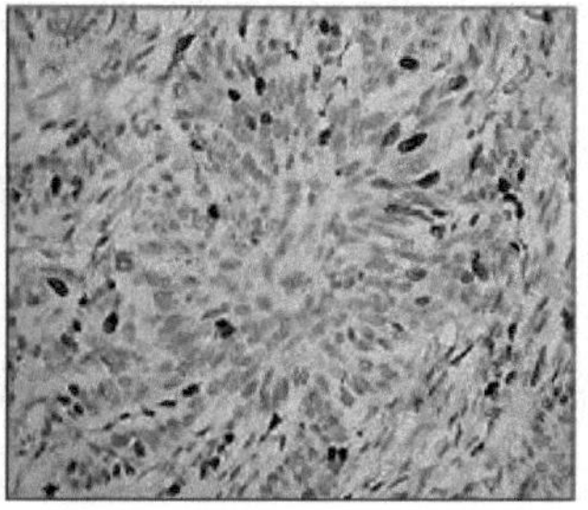

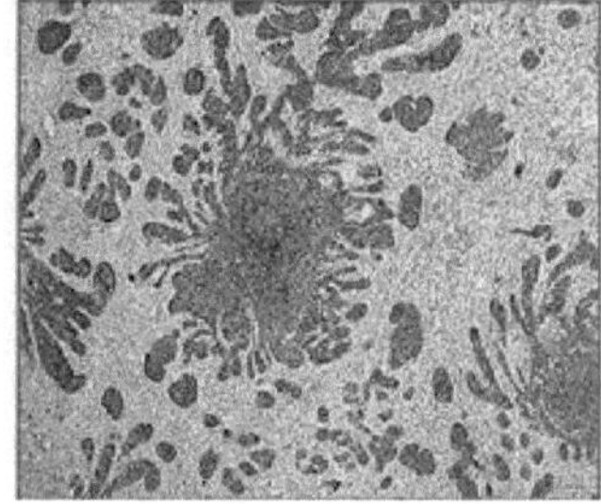

Fig. 55. Imunoreactividade do Ki-67 no tricoblastoma. Ki-67, cromogénio DAB, coloração de hematoxilina de Mayer 400X.

Fig. 56. Imunoreactividade da PCK no tricoblastoma. PCK, cromogénio DAB, coloração com hematoxilina de Mayer 100X.

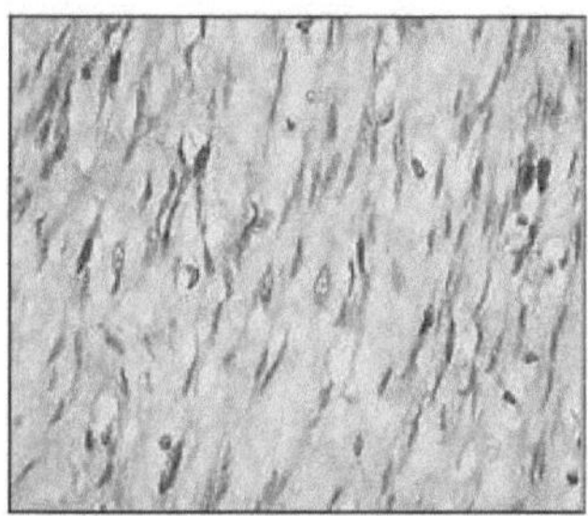

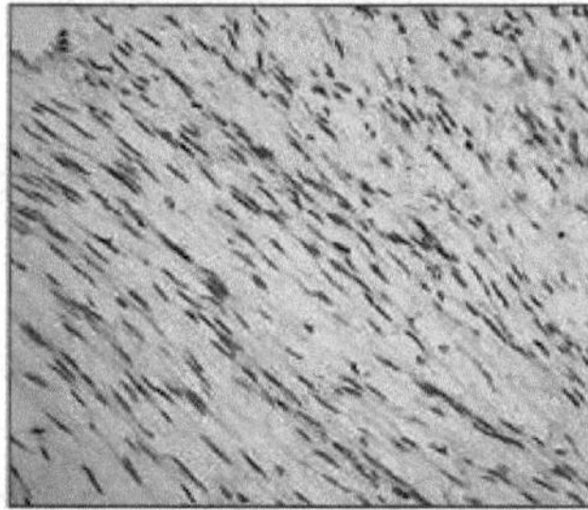

Fig. 57. Imunoreactividade do PCNA no fibroma. PCNA, cromogénio DAB, coloração de hematoxilina de Mayer 400X.

Fig. 58. Imunoreactividade do Ki-67 no fibroma. Ki-67, cromogénio DAB, coloração de hematoxilina de Mayer 400X.

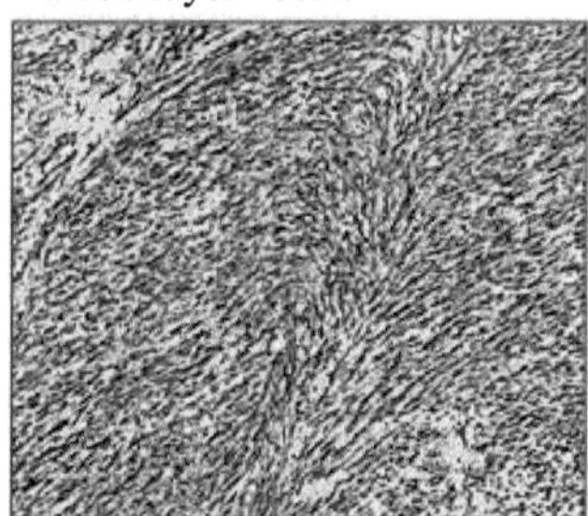

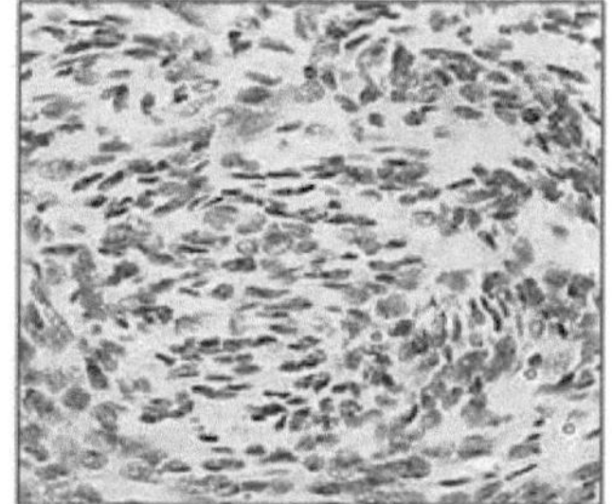

Fig. 59. Imunoreactividade da vimentina no fibroma. Vimentina, cromogénio DAB, contracoloração com hematoxilina de Mayer 100X.

Fig. 60. Imunoreactividade do PCNA no leiomioma. PCNA, cromogénio DAB, coloração de hematoxilina de Mayer 400X.

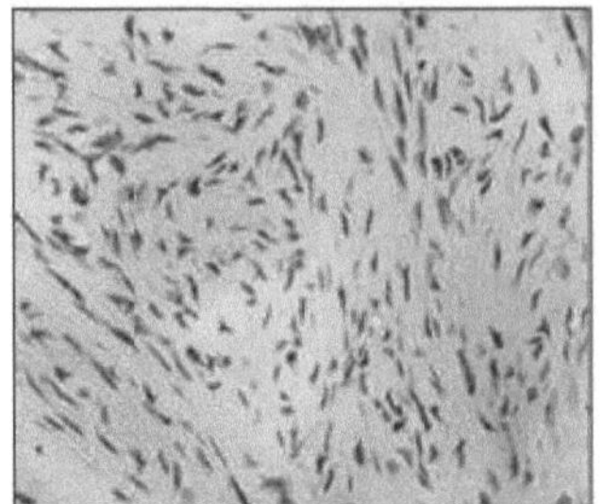
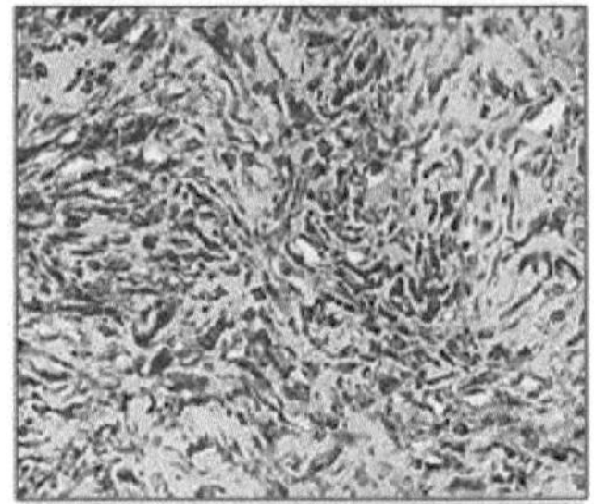

Fig. 61. Imunoreactividade do Ki-67 no leiomioma. Ki-67, cromogénio DAB, coloração de hematoxilina de Mayer 400X.

Fig. 62. Imunoreactividade da vimentina no leiomioma. Vimentina, cromogénio DAB, coloração de hematoxilina de Mayer 400X.

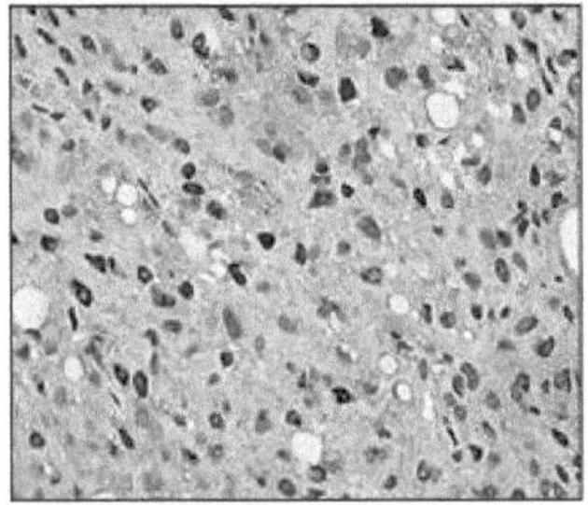
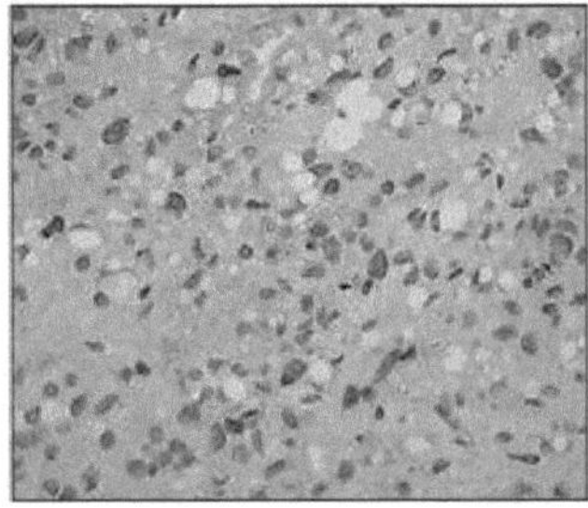

Fig. 63. Imunoreactividade do PCNA no hemangioma. PCNA, cromogénio DAB, coloração de hematoxilina de Mayer 400X.

Fig. 64. Imunoreactividade do Ki-67 em hemangioma. Ki-67, cromogénio DAB, coloração com hematoxilina de Mayer 400X.

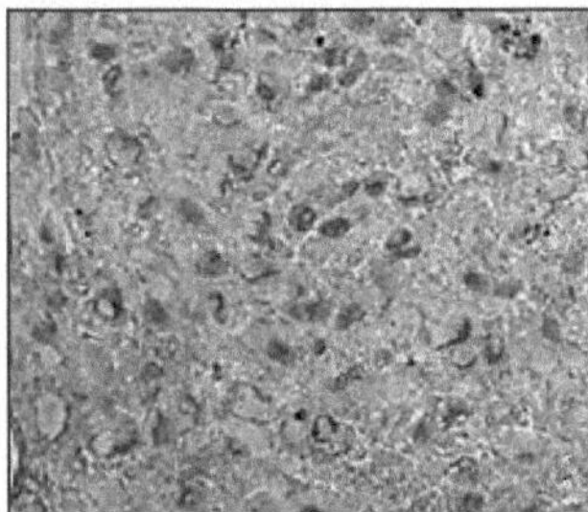
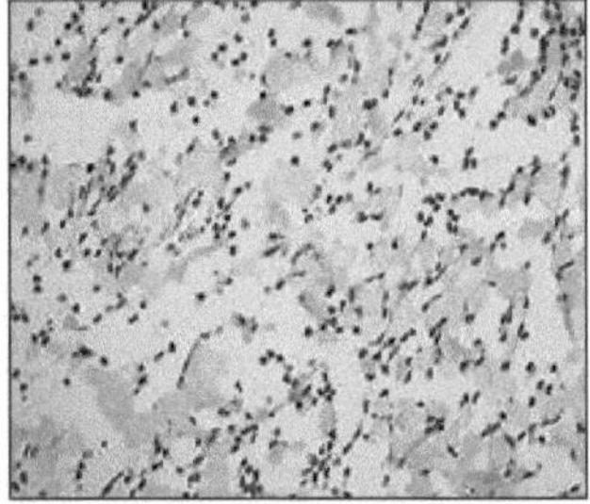

Fig. 65. Imunoreactividade da vimentina no hemangioma. Vimentina, cromogénio DAB, coloração de hematoxilina de Mayer 400X.

Fig. 66. Imunoreactividade do PCNA no mastocitoma. PCNA, cromogénio DAB, coloração de hematoxilina de Mayer 400X.

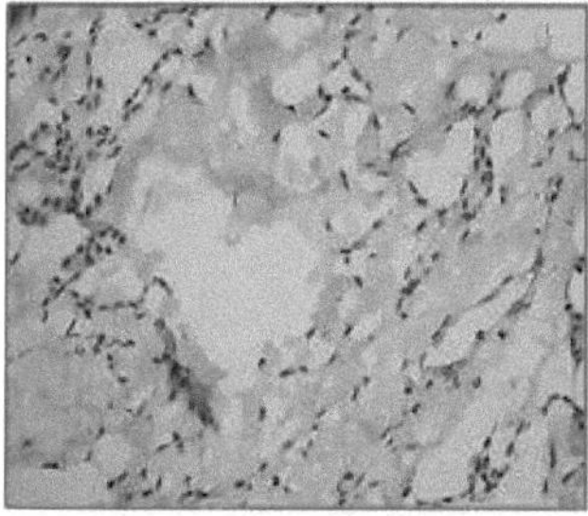

Fig. 67. Imunoreactividade do Ki-67 no mastocitoma. Ki-67, cromogénio DAB, coloração de hematoxilina de Mayer 400X.

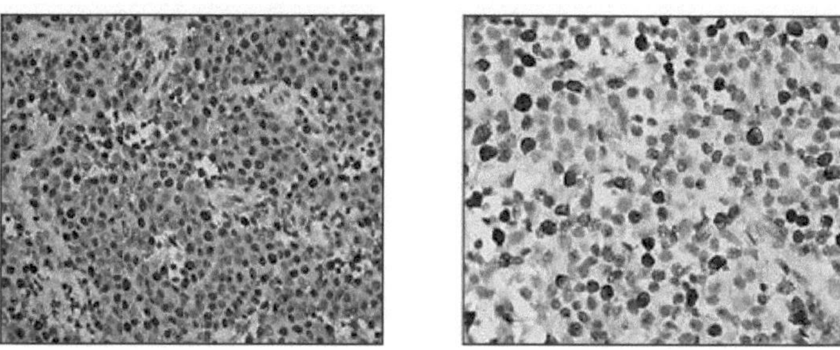

Fig. 68. Imunoreactividade do PCNA no TVT. PCNA, cromogénio DAB, coloração de hematoxilina de Mayer 400X.

Fig. 69. Imunoreactividade do Ki-67 no TVT. Ki-67, cromogéneo DAB, coloração com hematoxilina de Mayer 400X.

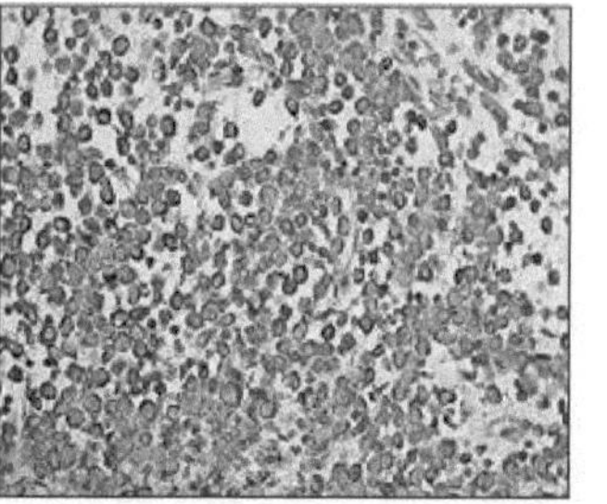

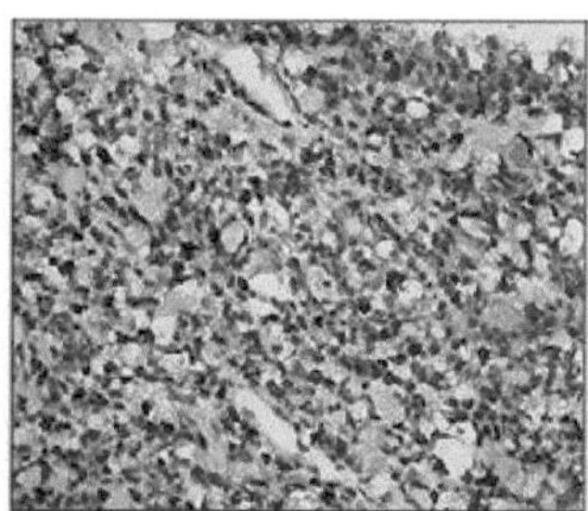

Fig. 70. Imunoreactividade da vimentina no TVT. Vimentina, cromogénio DAB, coloração de hematoxilina de Mayer 400X.

Fig. 71. Imunoreactividade do PCNA no linfoma. PCNA, cromogénio DAB, coloração de hematoxilina de Mayer 400X.

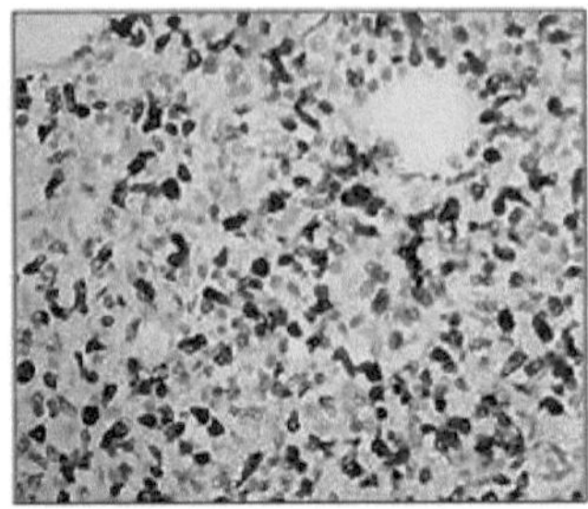

Fig. 72 Imunoreactividade do Ki-67 no linfoma. Ki-67, cromogénio DAB, coloração de hematoxilina de Mayer 400X.

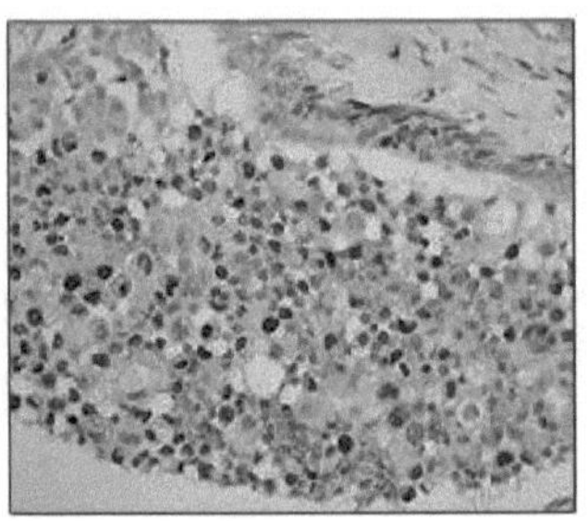

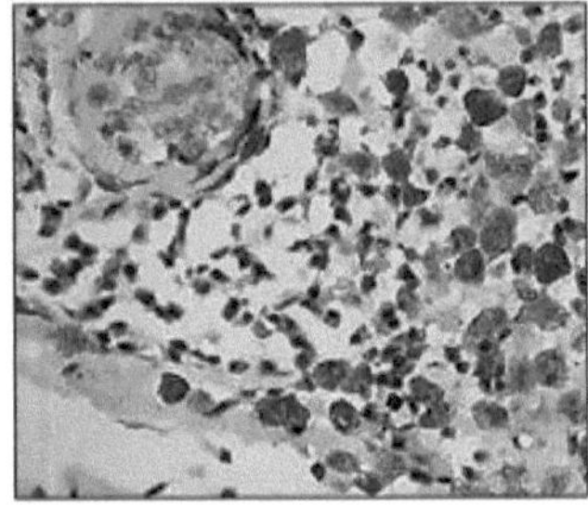

Fig. 73. Imunoreactividade do PCNA no adenoma papilar quístico. PCNA, cromogénio DAB, coloração de hematoxilina de Mayer 400X.
Fig. 74. Imunoreactividade do Ki-67 em adenoma papilar quístico. Ki-67, cromogénio DAB, coloração com hematoxilina de Mayer 400X.

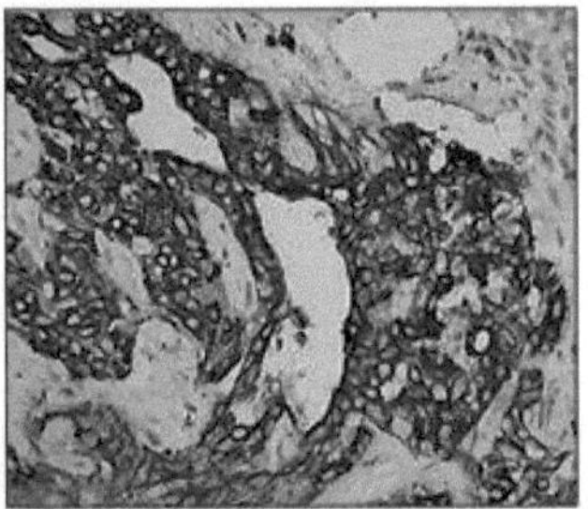

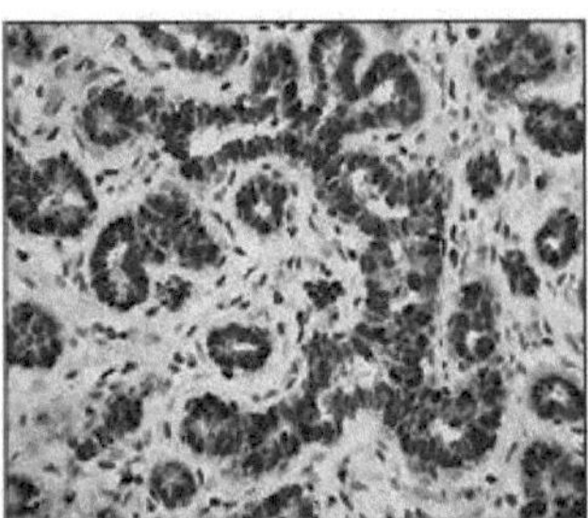

Fig. 75. Imunoreactividade da PCK em adenoma papilar quístico. PCK, cromogénio DAB, coloração de hematoxilina de Mayer 400X.
Fig. 76. Imunoreactividade do PCNA no carcinoma tubular. PCNA, cromogénio DAB, coloração de hematoxilina de Mayer 400X.

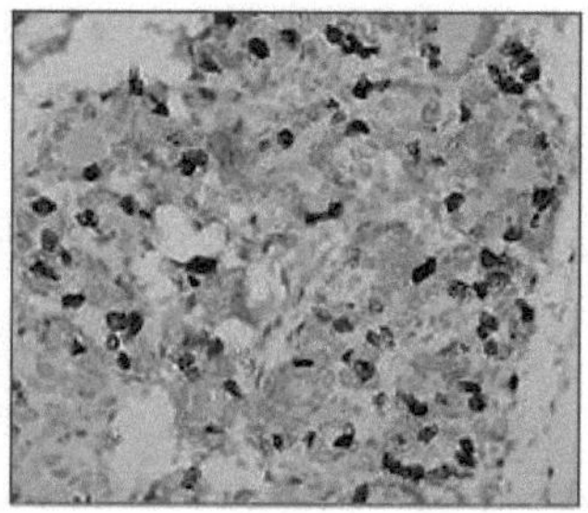
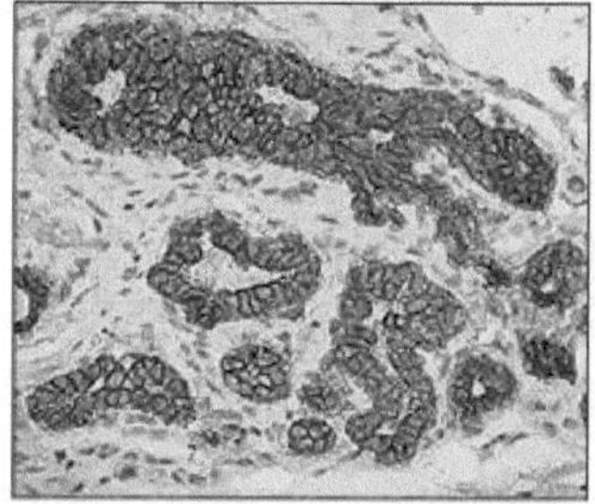

Fig. 77. Imunoreactividade do Ki-67 no carcinoma tubular. Ki-67, cromogénio DAB, Contracoloração com hematoxilina de Mayer 400X.

Fig. 78. Imunoreactividade da PCK no carcinoma tubular. PCK, cromogénio DAB, coloração com hematoxilina de Mayer 400X.

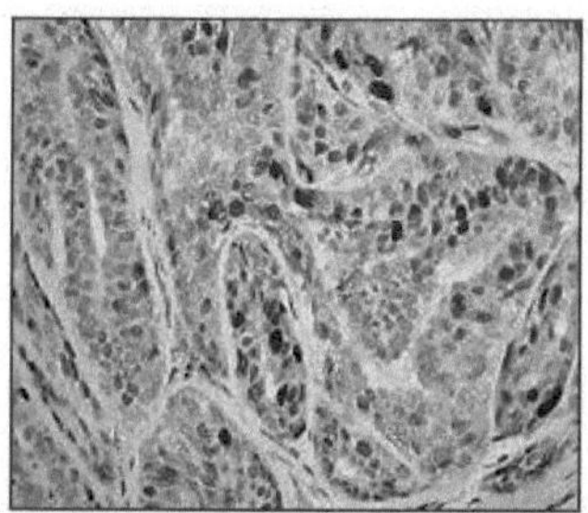
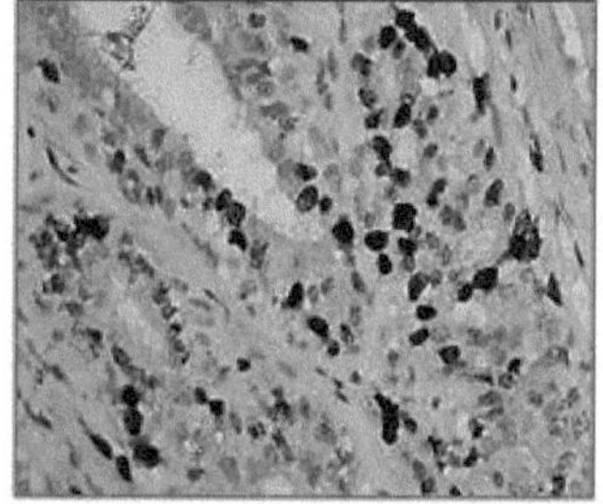

Fig. 79. Imunoreactividade do PCNA no carcinoma papilar tubular. PCNA, cromogénio DAB, coloração de hematoxilina de Mayer 400X.

Fig. 80. Imunoreactividade do Ki-67 no carcinoma papilar tubular. Ki-67, cromogénio DAB, coloração com hematoxilina de Mayer 400X.

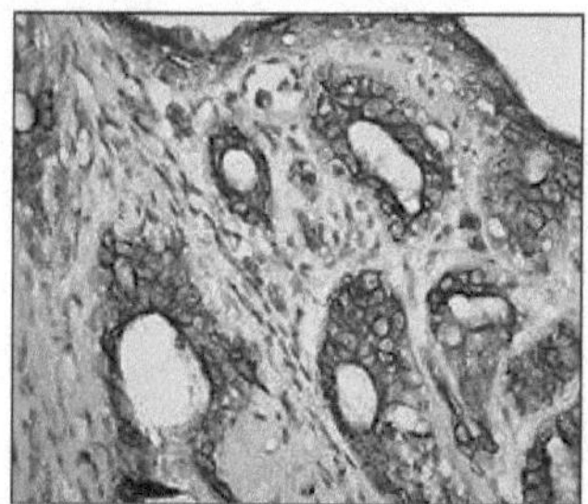
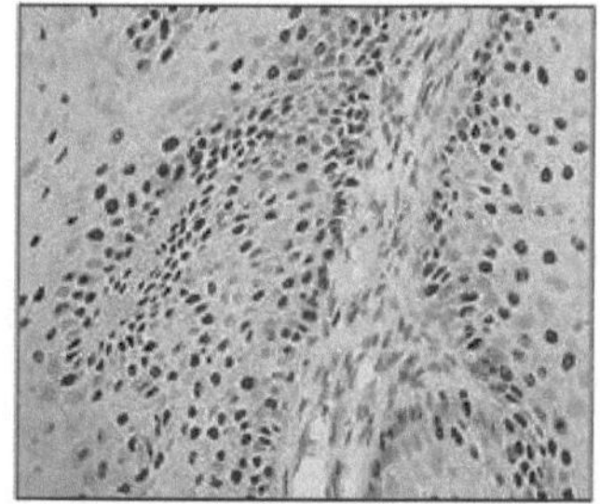

Fig. 81. Imunoreactividade da PCK no carcinoma papilar tubular. PCK, cromogénio DAB, coloração de hematoxilina de Mayer 400X.

Fig. 82. Imunoreactividade do PCNA em adenocarcinoma sólido. PCNA, cromogénio DAB, coloração de hematoxilina de Mayer 400X.

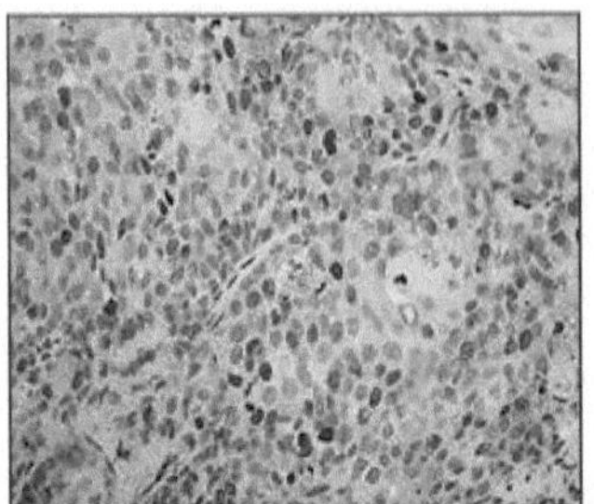
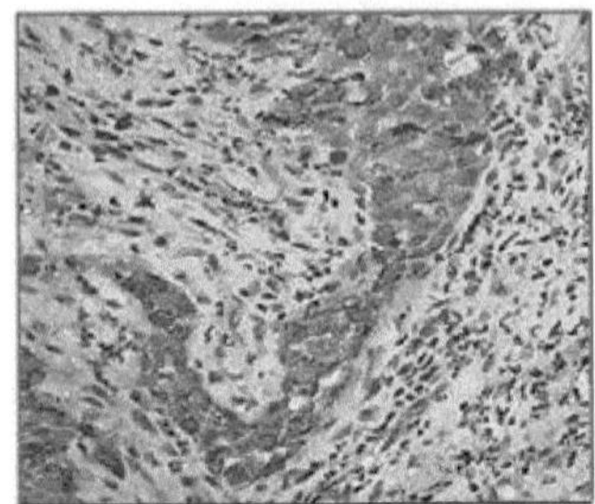

Fig. 83. Imunoreactividade do Ki-67 em adenocarcinoma sólido. Ki-67, cromogénio DAB, coloração com hematoxilina de Mayer 400X.

Fig. 84. Imunoreactividade da PCK em adenocarcinoma sólido. PCK, cromogénio DAB, coloração de hematoxilina de Mayer 400X.

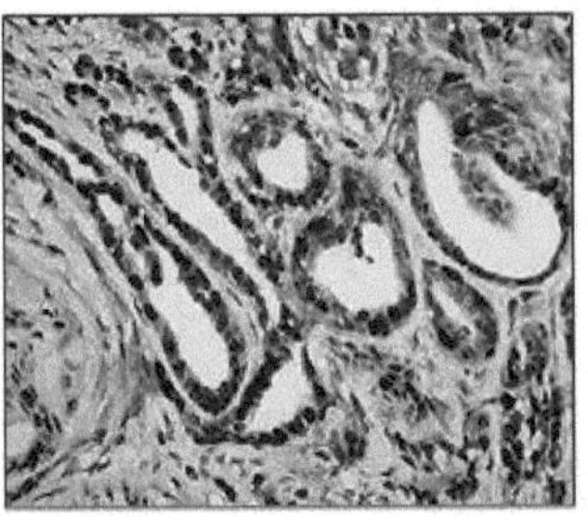
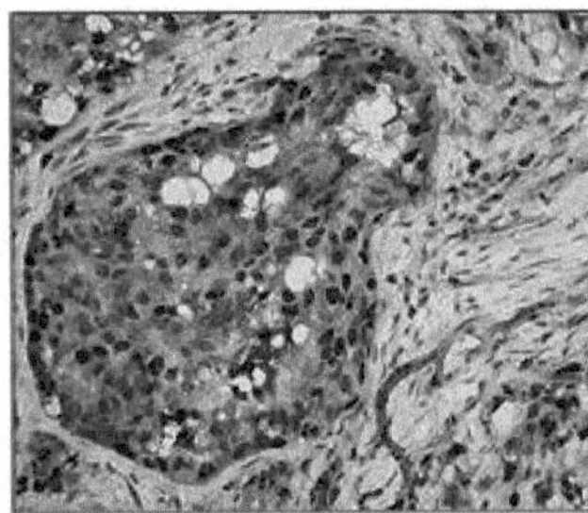

Fig. 85. Imunoreactividade do PCNA em carcinoma de tipo misto. PCNA, cromogénio DAB, coloração de hematoxilina de Mayer 400X.

Fig. **86**. Imunoreactividade do Ki-67 em carcinoma de tipo misto. Ki-67, cromogénio DAB, coloração com hematoxilina de Mayer 400X.

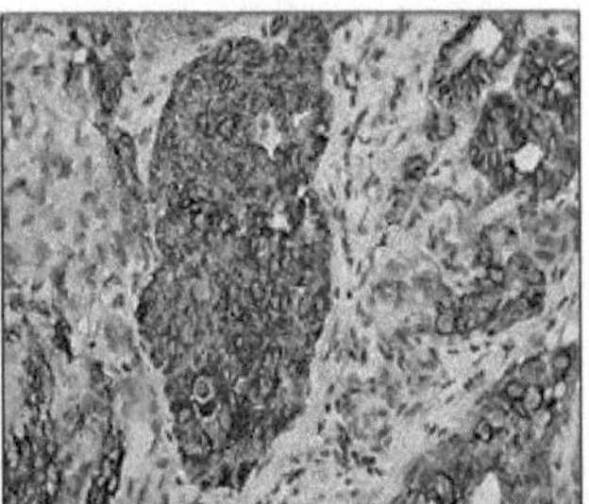
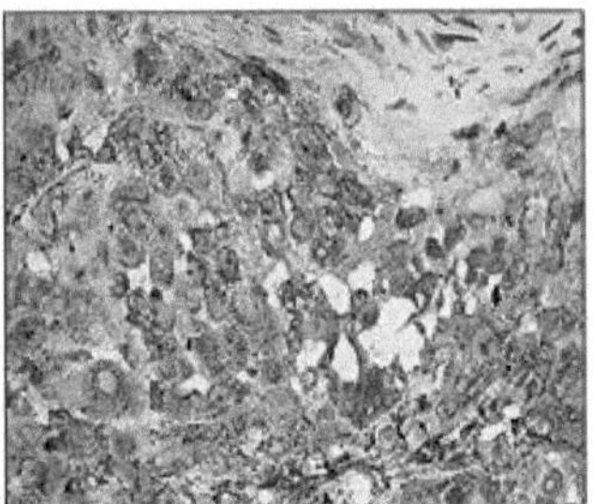

Fig. 87. Imunoreactividade da PCK em carcinoma de tipo misto. PCK, cromogénio DAB, coloração de hematoxilina de Mayer 400X.

Fig. 88. Imunoreactividade da vimentina no carcinoma de tipo misto. Vimentina, cromogénio DAB, coloração de hematoxilina de Mayer 400X.

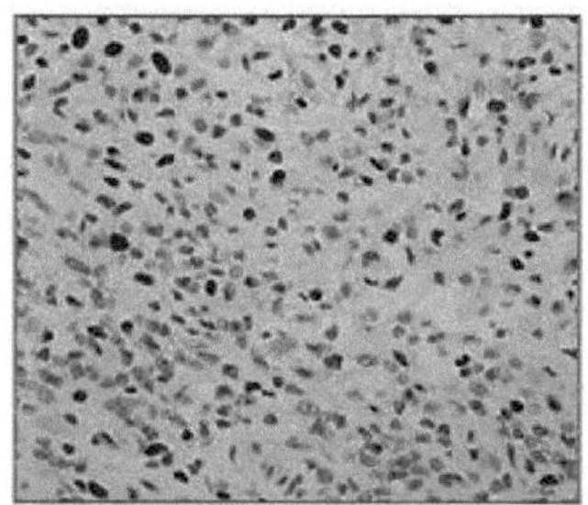

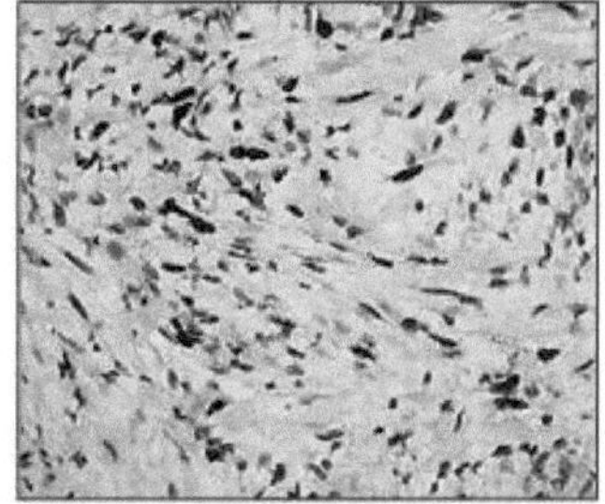

Fig. 89. Imunoreactividade do PCNA em mioepitalioma maligno. PCNA, cromogénio DAB, coloração de hematoxilina de Mayer 400X.

Fig. 90. Imunoreactividade do Ki-67 em mioepitelioma maligno. Ki-67, cromogénio DAB, coloração com hematoxilina de Mayer 400X.

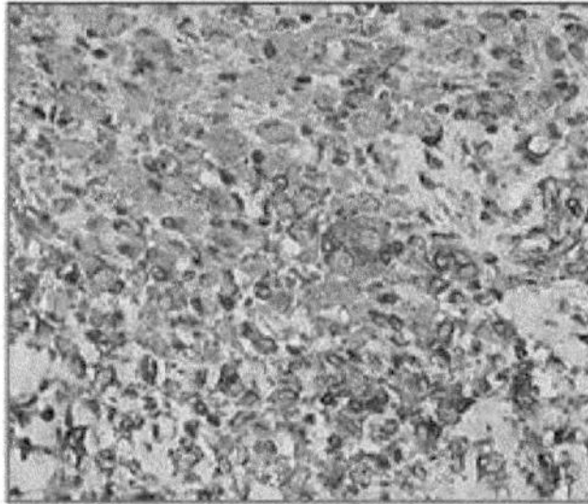

Fig. 91. Imunoreactividade da vimentina no mioepitelioma maligno. Vimentina, cromogénio DAB, coloração de hematoxilina de Mayer 400X.

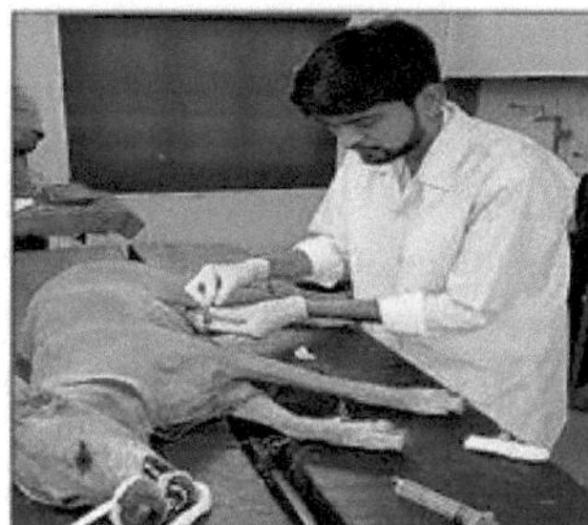

Fig. 92. Colheita de amostra FNAC

V RESUMO E CONCLUSÕES

-I- Resumo

O presente trabalho de investigação intitulado "Estudos citológicos, histopatológicos e imuno-histoquímicos em tumores caninos" foi realizado no Departamento de Patologia Veterinária, Faculdade de Ciências Veterinárias e Pecuária, Universidade Agrícola de Junagadh, Junagadh, de outubro de 2019 a junho de 2020.

No total, foram colhidas vinte e sete amostras suspeitas de tumores caninos em T.V.C.C., J.A.U., Junagadh, bem como em clínicas privadas de animais de companhia de Junagadh. Dos 27 casos, 26 foram diagnosticados como doenças neoplásicas, enquanto um caso foi diagnosticado como doença não neoplásica e foi excluído do estudo. Foram detectados no presente estudo quatro casos de tumores epiteliais (15,38%), cinco casos de tumores mesenquimatosos (19,23%), seis casos de tumores de células redondas (23,07%) e onze casos de tumores da glândula mamária (42,30%).

No presente estudo, os casos de tumores caninos foram mais elevados na faixa etária superior a 7 anos (15 casos, 58%), seguida pela faixa etária de 4-7 anos (6 casos, 23%) e < 3 anos (5 casos, 19%). O maior número de casos de tumores caninos foi encontrado em fêmeas (21 casos, 96,15%) em comparação com os cães machos (5 casos, 19,23%), enquanto os casos de tumores caninos foram encontrados em maior número na raça Labrador (8 casos, 31%), seguida por Pastor Alemão (5 casos, 19%) e Não Descrito (5 casos, 19%) no presente estudo.

O carcinoma de células escamosas e o tricoblastoma foram os tumores epiteliais encontrados no presente estudo, enquanto os tumores mesenquimais encontrados no presente estudo foram o fibroma, o leiomioma e o hemangioma. O presente estudo incluiu tumores de células redondas, incluindo tumores de mastócitos, TVT e linfoma, enquanto os tumores da glândula mamária incluem adenoma papilar cístico, carcinoma tubular, carcinoma tubulo-papilar, adenocarcinoma sólido, carcinoma de tipo misto e mioepitelioma maligno.

Todos os casos de tumores caninos foram primeiro submetidos a FNAC e coloração para o exame citológico e, em seguida, após biópsia excisional de cada tumor, foram recolhidos para exame histopatológico e imunohistoquímico. Os esfregaços citológicos foram corados com Giemsa, bem como com H&E, e a coloração com azul de toluidina foi efectuada no tumor de mastócitos. As secções histopatológicas foram coradas com H&E, enquanto nos casos de tumores de mastócitos e fibromas foi efectuada a coloração com azul de toluidina e tricrómio de Masson, respetivamente.

Citologicamente, catorze casos foram diagnosticados como tumores benignos e onze casos foram diagnosticados como tumores malignos, enquanto um caso foi diagnosticado como condição não neoplásica. Catorze casos de tumores benignos e doze casos de tumores malignos foram confirmados por exame histopatológico. No diagnóstico de malignidade, a citologia apresentou uma sensibilidade de 76,92% e uma especificidade de 92,3%. A concordância global entre o diagnóstico citológico e histopatológico foi de 84,61% (22/26) no presente estudo. Foram registados resultados falsos negativos em três casos e um caso foi considerado falso positivo quando o diagnóstico citológico foi comparado com o diagnóstico histopatológico no presente estudo.

A imunohistoquímica utilizando diferentes biomarcadores, ou seja, PCNA, Ki-67, pancitoqueratina, vimentina e desmina, foi efectuada nas secções de tecido de todos os casos do presente estudo. A pancitoqueratina, a vimentina e a desmina foram utilizadas para confirmar a origem das células neoplásicas, enquanto o PCNA e o Ki-67 foram utilizados na determinação da natureza dos tumores caninos no presente estudo. Os tumores epiteliais apresentaram imunorreactividade positiva para a pancitoqueratina, enquanto todos os tumores mesenquimatosos apresentaram imunorreactividade positiva para a vimentina. Não foi encontrada imunorreactividade com desmina em nenhum caso de tumor no presente estudo. Os tumores epiteliais foram negativos para a vimentina, exceto num caso de carcinoma de células escamosas, enquanto os tumores mesenquimatosos não mostraram imunorreactividade para a pancitoqueratina. O presente estudo encontrou um grau variável de expressão do PCNA e do Ki-67 em diferentes casos de tumores. Com base na percentagem de células imunorreativas na secção, foram atribuídas pontuações aos diferentes tumores, conforme sugerido por diferentes autores.

Os tumores epiteliais, incluindo os tumores da glândula mamária, obtiveram pontuações de reatividade de 3 a 4 para o PCNA, os tumores mesenquimatosos apresentaram uma pontuação de reatividade de 1 e os tumores de células redondas obtiveram pontuações de reatividade de 2 ou 3, exceto os tumores de mastócitos que não apresentaram imunorreactividade para o PCNA. Todos os tumores mesenquimatosos e os tumores de mastócitos não apresentaram imunorreactividade para o Ki-67, enquanto os tumores epiteliais, incluindo os tumores da glândula mamária, obtiveram uma pontuação de reatividade de 2, exceto o adenoma papilar quístico e o carcinoma tubular, que obtiveram uma pontuação de reatividade de 1. A pontuação de reatividade dos tumores de células redondas foi de 2, exceto no caso dos tumores de mastócitos.

-1- Conclusões

O presente estudo permitiu tirar as seguintes conclusões.

1. A citologia pode ser utilizada para o rastreio/diagnóstico provisório de tumores epiteliais, mesenquimatosos e de células redondas, mas é menos útil para os tumores da glândula mamária.
2. Os tumores epiteliais e de células redondas apresentaram uma elevada celularidade na citologia, enquanto os tumores mesenquimatosos apresentaram uma baixa celularidade. Por conseguinte, os tumores mesenquimatosos requerem mais conhecimentos para serem diagnosticados por citologia do que os tumores epiteliais e de células redondas.
3. A imunohistoquímica com pancitoqueratina, vimentina e desmina é utilizada para confirmar a origem dos tumores indiferenciados.
4. Os tumores epiteliais apresentaram pontuações de reatividade relativamente elevadas ao PCNA e ao Ki-67 quando comparados com os tumores de células redondas e os tumores mesenquimatosos.

Embora a dimensão da amostra do presente estudo não tenha sido suficiente para concluir qualquer coisa, os resultados do presente estudo criarão a base para investigação futura e ajudarão os donos de animais de companhia em termos de diagnóstico rápido e pouco dispendioso, bem como de eliminação de possibilidades de cirurgia desnecessária.

BIBLIOGRAFIA

Abdelmegeed, S. e Mohammed, S. (2018). Tumores mamários caninos como modelo para doenças humanas - uma revisão. *Cartas de Oncologia.* **15**(6): 8195-8205.

Acharya, A. T. (2015). Estudo comparativo sobre citologia e histopatologia para o diagnóstico de neoplasias caninas. Tese de Mestrado, Departamento de Patologia Veterinária, Faculdade de Ciências Veterinárias e Zootecnia, Universidade Agrícola de Anand, Anand.

Adedeji, A. O., Affolter, V. K. e Christopher, M. M. (2017). Características citológicas de tumores e cistos foliculares cutâneos em cães. *Patologia clínica veterinária.* **46**(1): 143-150.

Ahmed, I. e Sozmen, M. (2020). Expressão do antígeno nuclear de células em proliferação em fibrossarcomas caninos e felinos espontâneos e no local da injeção. *Pakistan Veterinary Journal.* http://dx.doi.org/10.29261/pakvetj/2020.019.

Alenza, D. P., Pena, L., Castillo, D. N. e Nieto, I. A. (2000). Factores que influenciam a incidência e o prognóstico dos tumores mamários caninos. *Journal of Small Animal Practice.* **41**: 287-291.

Allen, S. W., Prasse, K. W. e Mahaffey, E. A. (1986). Cytologic differentiation of benign from malignant canine mammary tumors. *Veterinary pathology.* **23**(6): 649-655.

Andreasen, C.B. e Mahaffey, E.A. (1987). Demonstração imunohistoquímica de desmina em tumores de músculo liso canino. *Veterinary pathology.* **24**(3): 211-215.

Araujo, M. R., Preis, I. S., Lavalle, G. E., Cassali, G. D. e Ecco, R. (2012). Caracterização histomorfológica e imunohistoquímica de 172 tumores cutâneos de células redondas em cães. *Pesquisa Veterinaria Brasileira.* **32**(8): 772-780.

Arya, S. D., Kumar, K., Kumar, D., Kumar, S., Tiwary, R., Sinha, M., Kumar, A., Yadav, S., Suman, S., Armanullah, M., Kumar, A., Kumar, H. e Kumar, R. (2018). Incidência de neoplasias de ocorrência comum entre caninos em Patna. *Jornal Internacional de Microbiologia Atual e Ciências Aplicadas.* **7**: 2817-2823.

Assawawongkasem, N., Techangamsuwan, S., Piyaviriyakul, P., Puchadapirom, P. e Sailasuta, A. (2020). Expressão de involucrina, citoqueratina 10 e Ki-67 em uma linha celular de queratinócitos caninos em cultura tridimensional em comparação com a pele canina e o carcinoma espinocelular cutâneo e um estudo piloto sobre transfecção de siRNA-INV projetada sob medida. *Thai Journal of Veterinary Medicine.* **50**(1): 31-43.

Babu, G. S., Supriya, A. N., Kumar, N. G. R. e Swetha, P. (2012). Marcadores tumorais: uma visão geral. *Jornal de Ciências Orofaciais.* **4**(2): 86-95.

Bonnett, B., Egenvall, N. A., Hedhammar, A. e Olson, P. (2005). Mortality in over 350000 insured Swedish dogs from 1995-2000: I. Breed, gender, age and causes specific rates. *Ata Veterinaria Scandinavica.* **46**(3): 105-120.

Burton, A. G. (2018). Atlas Clínico de Citologia de Pequenos Animais. 1st edn. Willey e Blackwell. EUA.

Callanan, J., McCarthy, G. e McAllister, H. (2000). Leiomiossarcoma primário da artéria pulmonar num cão adulto. *Veterinary pathology.* **37**(6): 663-666.

Cassali, G. D., Gobbi, H., Malm, C. e Schmitt, F. C. (2007). Avaliação da precisão da citologia aspirativa por agulha fina para o diagnóstico de tumores mamários caninos: Características comparativas com tumores humanos. *Cytopathology.* **18**(3): 191-196.

Chandrashekaraiah, G. B., Rao, S., Munivenkatappa, B. S. e Mathur, K. Y. (2011). Carcinoma de células escamosas canino: uma revisão de 17 casos. *Jornal Brasileiro de*

Patologia Veterinária. **4**(2): 79-86.
Chandravathi, T., Anjaneyulu, Y. e Kumar, A. A. (2014). Histologia e imunohistoquímica de tumores mesenquimais caninos. *Jornal indiano de veterinários de campo*. **10**(1): 30-36.
Chandravathi, T., Anjaneyulu, Y., Kumar, A. e Samatha, V. (2014). Incidência de neoplasias caninas em Hyderabad e arredores, Andhra Pradesh. *Jornal Internacional de Alimentos, Agricultura e Ciências Veterinárias*. **4**(3): 218-220.
Chandravathi, T., Anjaneyulu, Y., Kumar, A., Reddy, Y. e Samatha, V. (2013). Estudos histopatológicos e imunohistoquímicos de tumores epiteliais caninos. *Jornal Internacional de Alimentos, Agricultura e Ciências Veterinárias*. **3**(3): 11-18.
Chauhan, J. M. (2019). Estudos sobre biomarcadores de proliferação no carcinoma de células escamosas do chifre de boi por imunohistoquímica e sua correlação com a histopatologia. Tese de mestrado, Universidade Agrícola de Junagadh, Junagadh, Gujarat, Índia.
Chikweto, A., McNeil, P., Bhaiyat, M. I., Stone, D. e Sharma, R. N. (2011). Tumores cutâneos neoplásicos e não neoplásicos de cães em Granada, Índias Ocidentais. *ISRN Veterinary Science*. **201**: 6-14.
Cohen, M., Bohling, M. W., Wright, J. C., Welles, E. A. e Spano, J. S. (2003). Avaliação da sensibilidade e especificidade do exame citológico: 269 casos (1999-2000). *Journal of the American Veterinary Medical Association*. **222**(7): 964-967.
Conceicao, L., Acha, L., Moreira, J., Loures, F., Silveira, L., Amorim, R. e Neto, R. (2009). Fasceíte nodular cutânea no cão. Estudo morfológico e imunohistoquímico. *Jornal Brasileiro de Patologia Veterinária*. **2**(1): 41-44.
Darvishian, F. e Lin, O. (2004). Neoplasias ricas em células mioepiteliais: Características citológicas de lesões benignas e malignas. *Cancer Cytopathology: Jornal Internacional da Sociedade Americana do Cancro*. **102**(6): 355-361.
De Moraes, M., Monteiro, M., De Almeida, F. R. e Galvao, H. C. (2012). Marcadores de proliferação celular no carcinoma espinocelular oral. *Journal of Molecular Biomarkers & Diagnosis*. **S2**: 006.
de Nijs, M. I., Vink, A., Bergmann, W. e Scatmari, V. (2016). Mixoma cardíaco do ventrículo esquerdo e morte súbita em um cão. *Ata Veterinaria Scandinavica*. **58**(1): 41.
De, G. V., Cataldi, M., Maiolino, P., Carella, F., Beltraminelli, S. e Losa, G. A. (2011). Padrão fractal do tricoblastoma canino. *Citologia e histologia analíticas e quantitativas*. **33**(3): 151-157.
Dunn, J. (2014). Manual de Citologia Diagnóstica do Cão e do Gato. 1st edn. Willey e Blackwell. UK.
Engzell, J., Jackobosan, P. A., Sigurson, A. e Zajicek, J. (1971). Biópsia por aspiração de carcinoma metastático em gânglios linfáticos do pescoço. *Ata Otorrmolaringologica Espanola*. **72**(1-6): 138-147.
Felisbina, Q. e eCarlos, L. (2002). Tumores mamários caninos - investigação de novos factores de prognóstico. *Revista Portuguesa de Ciências Veterinárias*. **97**: 119-128.
Fry, M. M. e McGavin, M. D. (2012). Pathologic Basis of Veterinary Disease, 5th edn. Elsevier, St. Louis, MO, EUA.
Ganguly, B., Das, U. e Das, A. K. (2013). Tumor venéreo transmissível canino: uma revisão. *Oncologia veterinária e comparativa*. **14**(1): 1-12.
Goldschmidt, M., Pena, L., Rasotto, R. e Zappulli, V. (2011). Classificação e graduação dos tumores mamários caninos. *Veterinary Pathology*. **48**(1): 117-131.
Gupta, K. e Sood, N. K. (2012). Estudos patológicos e imunohistoquímicos de casos raros de

tumores venéreos transmissíveis extra-genitais primários na glândula mamária. *Medicina Veterinária Internacional.* **57**(4): 198-206.

Hafez, N. H. e Tahoun, N. S. (2011). Fiabilidade da citologia aspirativa por agulha fina (FNAC) como ferramenta de diagnóstico em casos de linfadenopatia cervical. *Jornal do Instituto Nacional do Cancro do Egipto.* **23**(3): 105-114.

Haziroglu, R., Yardimci, B., Aslan, S., Yildirim, M. Z., Yumusak, N., Beceriklisoy, H. e Kucukaslan, I. (2010). Avaliação citológica de tumores mamários caninos com biópsia aspirativa por agulha fina. *Revue de Medecine Veterinaire.* **161**(5): 212-218.

Henry, C. J. e Higginbotham, M. L. (2010). Gestão do cancro na prática de pequenos animais. 1st edn. Saunders, Elsevier, MO, EUA.

Hosseini, E., Pedram, B., Bahrami, A. M., Moghaddam, M. H. J., Javanbakht, J., Ghomi, F. E., Moghaddam, N. J., Koohestani, M. e Shafiee, R. (2014). Tumor cutâneo de mastócitos (Mastocitoma): Investigações cito-histopatológicas e hematológicas. *Patologia diagnóstica.* **9**(1): 1-9.

Izabela, J., Kandefer-Golal, M., Ciaputa, R., Noszczyk-Nowak, A., Paslawska, U., Tursi, M. e Nowak, M. (2016). A avaliação imuno-histoquímica de marcadores selecionados no átrio esquerdo de cães com cardiomiopatia dilatada em estágio final e doença da válvula mitral mixomatosa - um estudo preliminar. *Irish Veterinary Journal.* **69**(18): 1-9.

Jain, V. e Agarwal, T. (2017). Papel da FNAC em tumores de tecidos moles e sua correlação histopatológica. *Revista Internacional de Cirurgia.* **4**(8):2632-2636.

Jasik, A., Kozaczynski, W. e Reichert, M. (2009). Tumores cutâneos caninos com diferenciação anexial: histopatologia e imunohistoquímica. *Boletim do Instituto Veterinário de Pulawy.* **53**: 277-283.

Jing, Y., Zhou, Q., Zhu, H., Zhang, Y., Song, Y., Zhang, X., Huang, X., Yang, Y., Ni, Y. e Hu, Q. (2019). O Ki-67 é um marcador prognóstico independente para a recorrência e recidiva do carcinoma espinocelular oral. *Cartas de Oncologia.* **17**(1): 974-980.

Kandefer-Gola, M., Ciaputa, R., Nowak, M. e Madej, J. A. (2013). Expressão de p16 (INK4a), citoqueratina 19 e Ki-67 no carcinoma de células escamosas da laringe canina. *Boletim do Instituto Veterinário de Pulawy.* **57**(3): 399-405.

Kashyap, D. K., Tiwari, S. K., Giri, D. K., Dewangan, G. e Sinha, B. (2013). Neoplasias de tecido cutâneo e subcutâneo em caninos: ocorrência e estudos histopatológicos. *Jornal Africano de Investigação Agrícola.* **8**(49): 6569-6574.

Kim, Y. S., Yil, B. R., Kim, N. H. e Choil, K. C. (2014). Papel da transição epitelial-mesenquimal e seus efeitos nas células estaminais embrionárias. *Medicina Experimental e Molecular.* **46**(8): 108.

Ko, J., Kim, H., Choi, Y., Kim, J., Park, C. e Do, S. (2013). Abordagem diagnóstica para histiocitomas fibrosos malignos de tecidos moles em cães: um relato de caso. *Veterinarm medicma.* **58**(12): 621-627.

Kotrappa, Y. M., Suguna, R., Girish, B. C., Byregowda, S. M. e Manjunatha, K. (2014). Estudos citológicos e histopatológicos de neoplasias mesenquimais e melonóticas em cães. *Journal of Cell & Tissue Research.* **14**(3): 4477-4483.

Krithiga, K., Muralimanohar, B. e Balachandran, C. (2005). Estudo citológico e histopatológico de tumores cutâneos de células redondas em caninos. *Indian Journal of Veterinary Pathology.* **29**(1): 38-41.

Krithiga, K., Muralimanohar, B. e Balachandran, C. (2005a). Cytological and histopathological diagnosis of canine skin and adnexae cell tumours. *Indian Journal of*

Veterinary Pathology. **29**(2):112-117.
Krithiga, K., Muralimanohar, B. e Balachandran, C. (2005b). Cytological and hitopathological diagnosis. I. Tumores mamários caninos. *Indian Journal of Veterinary Pathology*. **29**(2): 118-120.
Krithiga, K., Muralimanohar, B. e Balachandran, C. (2005c). Cytological and hitopathological diagnosis II. Tumores mesenquimatosos caninos *Indian Journal of Veterinary Pathology*. **29**(2): 121-124.
Kumar, P., Kumar, R., Pawaiya, R. S. e Puttaswamy, M. B. (2010). Significado diagnóstico do índice mitótico e da contagem de AgNORs em tumores mamários caninos. *Jornal Brasileiro de Patologia Veterinária*. **3**(1): 41-45.
Kumar, V., Ramprabhu, R., Gopal, K. e Mohanapriya, T. (2018). Citologia para diagnóstico de tumores cutâneos e subcutâneos em cães. *Intas Polivet*. **19**(2): 423-425.
Kumaraguruparan, R., Parthiba, D. e Nagini, S. (2006). De humanos e caninos: Immunohistochemical analysis of PCNA, Bcl-2, p53, cytokeratin and ER in mammary tumours. *Investigação em Ciências Veterinárias*. **81**(2): 218-224.
Kurilj, A. G., Hohsteter, M., Artukovic, B., Severin, K., Zukermann, I. C. S., Beck, A., Seiwerth, S., Sabocanec, R. e Grabarevic, Z. (2011). Avaliação histopatológica e estudo imunohistoquímico do recetor de estrogénio a, HER-2 e Ki-67 em lesões mamárias neoplásicas caninas. *Veterinarski Arhiv*. **86**(6): 709-722.
Lather, D. (2017). Estudos moleculares e imunopatológicos sobre tumores mamários caninos, com especial referência ao papel dos metais pesados na carcinogénese. Tese de doutoramento, Universidade Lala Lajpat Rai de Ciências Veterinárias e Animais, Hissar, Haryana.
Lather, D., Nehra, V., Gupta, R. P., Jakhar, K. K., Agnihotri, D. e Chaudhary, R. N. (2015). Hemagioma cutâneo em um cão - um relato de caso. *Veterinário de Haryana*. **54**(1): 89-90.
Li, Z., Colucci, E., Babinet, C. e Paulin, D. (1993). O gene da desmina humana: um programa regulador específico no músculo esquelético, tanto in vitro como em ratinhos transgénicos. *Neuromuscular Disorders*. **3**: 423-427.
Luna, L. G. (1968). Manual de métodos de coloração histológica do Instituto de Patologia das Forças Armadas. 3rd edn. McGraw Hill Book Co., Nova Iorque.
Mahdavi, N. e Ghorbanpour, M. (2020). Carcinoma epitelial-mioepitelial do palato: Relato de um caso e revisão da literatura. *Jornal Iraniano de Patologia*. **15**(2): 144-150.
Makovicky, P., Makovicky, P., Vannucci, L. e Samasca, G. (2015). Diagnóstico histopatológico de linfoma canino e felino. *Jornal Veterinário de Cluj*. **1-2**(24): 18-25.
Manesh, J. Y. Y., Shafiee, R., Bahrami, A., Pourzaer, M., Pourzaer, M., Pedram, B., Javanbakht, J., Mokarizadeh, A. e Khadivar, F. (2014). Características cito-histopatológicas e de resultado do carcinoma de células escamosas do prepúcio de um cão de raça mista. *Patologia Diagnóstica*. **9**(1): 1-7.
Martano, M., Restucci, B., Ceccarelli, D. M., Muzio, L. L. e Maiolino, P. (2016). Expressão imuno-histoquímica do fator de crescimento endotelial vascular em carcinomas de células escamosas orais caninos. *Cartas de Oncologia*. **11**(1): 399-404.
Merlo, D. F., Rossi, L., Pellegrino, C., Ceppi, M., Cardellino, U., Capurro, C., Ratto, A., Sambucco, P.L., Sestito, V., Tanara, G. e Bocchini, V. (2008). Incidência de cancro em cães de companhia: resultados do Registo de Tumores Animais de Génova, Itália. *Jornal de medicina interna veterinária*. **22**(4): 976-984.
Mestrinho, L., Fa^sca, P., Peleteiro, M. e Niza, M. (2014). PCNA e grau em 13 carcinomas espinocelulares orais caninos: associação com o prognóstico. *Oncologia veterinária e*

comparativa. **15**(1): 18-24.
Meuten, D. J. (2017). Tumores em animais domésticos. 5th edn. Wiley Blackwell, Ames, Iowa, EUA.
Miles, C. R., Bell, C. M., Pinkerton, M. E. e Soukup, J. W. (2011). Fibroma ameloblástico maxilar num cão. *Patologia Veterinária*. **48**(4): 823-826.
Mineshige, T., Yasuno, K., Sugahara, G., Tomishita, Y., Shimokawa, N., Kamiie, J., Nishifuji, K. e Shirota, K. (2014). Tricoblastoma com abundantes células estromais gordurosas em um cão. *Jornal de Ciências Médicas Veterinárias*. **76**(5): 735-739.
Monika, P. (2018). Estudos histopatológicos e imunohistoquímicos de tumores mamários caninos. Tese de mestrado, Universidade Agrícola de Anand, Anand, Gujarat, Índia.
Morris, J. e Dobson, J. (2001). Text book of Small Animal Oncology. Blackwell science ltd.
Mukaratirwa, S. (2005). Marcadores prognósticos e preditivos em tumores caninos: justificação e relevância. A review. *Veterinary quarterly*. **27**(2): 52-64.
Mukaratirwa, S., Chipunja, J., Chitanga, S., Chimonyo, M. e Bhebhe, E. (2005). Canine cutaneous neoplasms: prevalence and influence of age, sex and site on the presence and potential malignancy of cutaneous neoplasms in dogs from Zimbabwe. *Jornal da Associação Veterinária da África do Sul*. **76**(2): 59-62.
Nagai, J., Capetanaki, Y. G. e Lazarides, E. (1985). Expression of the genes coding for the intermediate filament proteins vimentin and desmin. *Annals of the New York Academy of Sciences*. **455**(1): 144-155.
Nagamine, E., Hirayama, K., Matsuda, K., Okamoto, M., Ohmachi, T., Uchida, K., Kadosawa, T. e Taniyama, H. (2017). Classificação frontal invasiva e transição epitelial-mesenquimal em carcinomas de células escamosas orais e cutâneas caninas. *Patologia veterinária*. **54**(5): 783-791.
Neelu, G. e Tiwari, S. K. (2009). Study on Incidence, Histopathological features and Surgical management of Neoplasms (Estudo da incidência, características histopatológicas e tratamento cirúrgico de neoplasias). *Mundo Veterinário Canino*. **2**(10): 392-395.
Noszczyk-nowak, A., Nowak, M., Nicpon, J. e Madej, J. (2009). Avaliação da expressão de desmina por imunohistoquímica em células do miocárdio de cães com cardiomiopatia dilatada. *Boletim do Instituto Veterinário de Pulawy*. **53**: 509-513.
Ozaki, K., Yamagami, T., Nomura, K. e Narama, I. (2007). Significado prognóstico das margens cirúrgicas, expressão das proteínas Ki-67 e ciclina D1 no tumor cutâneo de mastócitos canino de grau II. *Journal of Veterinary Medical Science*. **69**(11): 1117-1121.
Painter, J. T., Clayton, N. P. e Herbert, R. A. (2010). Marcadores imunohistoquímicos úteis de diferenciação tumoral. *Patologia Toxicológica*. **38**(1): 131-141.
Pakhrin, B., Kang, M. S., Bae, H., Park, M. S., Jee, H., You, M. H., Kim, J. H., Yoon, B. e Kim, D. Y. (2007). Estudo retrospetivo de tumores cutâneos caninos na Coreia. *Journal of Veterinary Science*. **8**(3): 229-236.
Paramjeet, Jangir, B. L., Deepika, L., Sandeep, S. e Jakhar, K. K. (2019). Estudos patomorfológicos e imunohistoquímicos sobre tumores venéreos transmissíveis em cães. *Veterinário de Haryana*. **58**(1): 82-85.
Paramjeet. (2018). Estudos Patológicos e Imunohistoquímicos sobre Tumores em Cães com Referência Especial a Tumores Mesenquimais. Tese de Mestrado, Departamento de Patologia Veterinária, Faculdade de Ciências Veterinárias, Universidade Lala Lajpat Rai de Ciências Veterinárias e Animais, Hissar, Haryana.
Park, J., Lee, E., Kim, A., Lee, E., Hong, I., Ki, M. e Jeong, K. (2016). Rabdomiossarcoma

alveolar em um cão confirmado usando imunohistoquímica de miogenina: um relato de caso. *Veterinarni Medicina.* **61**(5): 267-271.

Pena, L. L., Nieto, A. I., Përez-Alenza, D., Cuesta, P. e Castano, M. (1998). Deteção imunohistoquímica de Ki-67 e PCNA em tumores mamários caninos: relação com variáveis clínicas e patológicas. *Journal of Veterinary Diagnostic Investigation.* **10**(3): 237-246.

Ranganath, G. J., Kumar, R., Reddy, V., Kumar, M., Pawaiya, R. V. S. e Maiti, S. K. (2011). Estudo comparativo sobre o padrão de expressão dos marcadores de proliferação celular PCNA e Ki-67 em tumores mamários caninos. *Jornal Indiano de Patologia Veterinária.* **35**(1): 13-17.

Raskin, R. E. e Meyer, D. J. (2016). Citologia canina e felina: Um atlas colorido e guia de interpretação. 3rd edn. Elsevier, St. Louis, MO, EUA.

Reddy, G. B., Kumar, R., Pawaiya, R. V. S. e Ravindran, R. (2007). Neoplasias dérmicas caninas: Avaliação da fração proliferativa do tumor. *Jornal Indiano de Patologia Veterinária.* **31**(2): 108-112.

Raval, S. H. (2017). Caracterização histopatológica e molecular de tumores mamários caninos. Tese de doutoramento, Universidade Agrícola Saradar Krushinagar Dantiwada, SK Nagar, Dantiwada, Gujarat, Índia.

Roshini, S., Kadam, D. P., Moregaonkar, S. D., Sawale, G. K., Tripathi, S. D., Pawar, A. A., Thakur, D. e Chavan, S. R. (2013). Ocorrência de diferentes neoplasias de cães na região de Mumbai. *Jornal Indiano de Patologia Veterinária.* **37**(2): 138-140.

Rupali, M. (2019). Estudos sobre a patologia da neoplasia em animais domésticos. Tese de Mestrado, Chaudhary Sarwan Kumar Himachal Pradesh Krishi Vishvavidyalaya, Palampur, Índia.

Sabattini, S. e Bettini, G. (2009). Uma análise imuno-histoquímica do hemangioma e hemangiossarcoma caninos. *Journal of Comparative Pathology.* **140**(2-3): 158-168.

Sangha, S. e Singh, A. (2012). Citopatologia das afecções da glândula mamária canina. *Histopatologia: Revisões e Avanços Recentes.* pp. 97-118.

Sangha, S., Singh, A., Sood, N.K. e Gupta, K. (2011). Especificidade e sensibilidade de técnicas citológicas para o diagnóstico rápido de lesões neoplásicas e não neoplásicas da glândula mamária canina. *Jornal Brasileiro de Patologia Veterinária.* **4**(1): 13-22.

Sassi, F., Sarli, G., Brunetti, B., Morandi, F. e Benazzi, C. (2008). Caracterização imuno-histoquímica do carcinoma de células escamosas mamárias do cão. *Journal of Veterinary Diagnostic Investigation.* **20**(6): 766-773.

Satelli, A. e Li, S. (2011). Vimentin in cancer and its potential as a molecular target for cancer therapy. *Cellular and Molecular Life Sciences.* **68**(18): 3033-3046.

Sauer, T. (2007). Achados citológicos no mioepitelioma maligno: um relato de caso e revisão da literatura. *Cytojournal.* **4**(3): 1-8.

Sehgal, S., Goyal, P., Singh, S. e Kumar, A. (2013). Citologia aspirativa por agulha fina do carcinoma mioepitelial da glândula salivar: Desafio diagnóstico para o citopatologista. *Journal of Cytology.* **30**(3): 207-210.

Simeonov, R. e Stoikov, D. (2006). Estudo da correlação entre os testes citológicos e histológicos no diagnóstico de neoplasias mamárias espontâneas caninas. *Bulgarian Journal of Veterinary Medicine.* **9**(3): 211-219.

Simeonov, R. S. (2012). A precisão da citologia aspirativa por agulha fina no diagnóstico de massas cutâneas e subcutâneas caninas. *Patologia Clínica Comparada.* **21**(2): 143-147.

Simeonov, R., Dinev, I., Simeonova, G., Goranov, N., Paskalev, M., Krastev, S., Todorova,

I., Chaprazov, T., Roidev, R., Borissov, I., Hubenov, H. e Dinev, D. (2011). Prevalência de tumores caninos epiteliais, melanocíticos e mesenquimais da pele e dos tecidos moles: Um estudo de 10 anos. *Jornal Búlgaro de Medicina Veterinária.* **14**(3): 171-178.

Simon, D., Schoenrock, D., Noltel, I., Baumgartner, W., Barron, R. e Mischke, R. (2009). Exame citológico de aspirados com agulha fina de tumores da glândula mamária no cão: precisão do diagnóstico em comparação com a histopatologia e associação com o resultado pós-operatório. *Patologia Clínica Veterinária.* **38**(4): 521-528.

Singh, S. (2017). Estudos patológicos e imuno-histoquímicos sobre neoplasias em cães, com especial referência aos tumores epiteliais da pele. Tese de Mestrado, Departamento de Patologia Veterinária, Faculdade de Ciências Veterinárias, Universidade Lala Lajpat Rai de Ciências Veterinárias e Animais, Hissar, Haryana.

Smith, S. H., Goldschmidt, M. H. e McManus, P. M. (2002). Uma revisão comparativa das neoplasias melanocíticas. *Veterinary Pathology.* **39**(6): 651-678.

Sontas, B., Ozyogurtcu, H., Gurel, A. e Ekici H. (2009). Avaliação das características clínicas e patológicas de 155 caninos com tumores mamários: um estudo retrospetivo. *Archivos de Medicina Veterinaria.* **41**(1): 53-59.

Sontas, B. H., Ozyogurtcu, H., Turna, O., Arun, S. e Ekici, H. (2010). Leiomioma uterino em uma cadela poodle esterilizada: relato de caso. *Reprodução em animais domésticos.* **45**(3): 550-554.

Sontas, B. H., Yuzba§ioglu Ozturk, G., Toydemir, T. F. S., Arun, S. S. e Ekici, H. (2012). Biópsia aspirativa por agulha fina de tumores da glândula mamária canina: uma comparação entre citologia e histopatologia. *Reprodução em animais domésticos.* **47**(1): 125-130.

Sood, N. K., Singh, A., Mekibib, B. e Gupta, K. (2008). Cytopathological diagnosis of canine superficial neoplasia. *Indian Journal of Veterinary Pathology.* **32**(2): 206-216.

Subapriya, S., Vairamuthu, N., Pazhanivel, George R., Vijayarani, K. e Gokulakrishnan, M. (2018). Diagnóstico histopatológico e imunohistoquímico do fibrossarcoma canino. *Revista Internacional de Microbiologia Atual e Ciências Aplicadas.* **7**(6): 1376-1379.

Tecilla, M., Gambini, M., Forlani, A., Caniatti, M., Ghisleni, G. e Roccabianca, P. (2019). Avaliação da precisão do diagnóstico citológico para neoplasias esplênicas caninas: Uma investigação em 78 casos usando as diretrizes STARD. *ploS one.* **14**(11): e0224945.

Thangathurai, R., Balasubramaniam, G. A., Dharmaceelan, S., Balachandran, P., Srinivasan, P., Sivaseelan, S. e Manohar, B. M. (2008). Cytological diagnosis and its histological correlation in canine transmissible venereal tumour. *Veterinarski arhiv.* **78**(5): 369-376.

Toniti, P., Sirivisoot, S., Jandee, P., Srimontri, P., Puchadapirom, P., Doungchawee, G. e Kasorndorkbua, C. (2010). Imunolocalização de AE1/AE3, vimentina e p63 em tumores da glândula mamária canina: papéis na diferenciação entre as linhagens epitelial luminal e mioepitelial. *Asian Pacific Journal of Cancer Prevention.* **11**(1): 227-230.

Trichia, H., Ignatova, O., Lekka, J. e Papazian, M. (2016). Mioepitelioma maligno da mama clinicamente e histologicamente mascarado como angiossarcoma: Achados Citológicos e Revisão da Literatura. *Ata Cytologica.* **60**(3):260-266.

Valenciano, A. C. e Cowell, R. L. (2014). Citologia diagnóstica e hematologia do cão e do gato de Cowell e Tyler. 4th edn. Elsevier, St. Louis, MO, EUA.

Varghese, S. S., Mathew, P. e Jose, J. (2013). Marcadores moleculares relevantes para o diagnóstico em neoplasias de cabeça e pescoço: uma revisão. *ISRN Biomarkers.* pp. 1-6.

Vasudevan, B., Raghul, J., Madheswaran, R., Muralimanohar, B. e Balachandran, C. (2004). Cytological and histopathological diagnosis of canine skin tumours (Diagnóstico citológico e histopatológico de tumores cutâneos caninos). *Indian Journal of Veterinary Patholology*. **28**(2): 130-133.

Veena, P., Kokila, S., Sankar, P., Dhanalakshmi, N. e Srilatha, C. (2012). Neoplasia mamária em um cão macho - um relato de caso. *Jornal de Pesquisa Veterinária Avançada*. **2**(3): 211-212.

Vezzali, E., Parodi, A. L., Marcato, P. S. e Bettini, G. (2010). Classificação histopatológica de 171 casos de linfoma não-Hodgkin canino e felino de acordo com a OMS. *Oncologia veterinária e comparativa*. **8**(1): 38-49.

Guerra, Z. A., Mohandas, S., Kadam, R., Karikalan, M., Kumar, P., Pawde, A. M. e Sharma, A. K. (2018). Estudos correlativos sobre o diagnóstico citológico e histopatológico de tumores cutâneos caninos espontâneos. *Jornal Indiano de Patologia Veterinária*. **42**(1): 28-31.

Wellman, M. L. (1990). O diagnóstico citológico da neoplasia. *Clínicas Veterinárias da América do Norte: Small Animal Practice* **20**(4): 919-938.

Woldemeskel, M., Hawkins, I. e Whittington, L. (2017). Expressão da proteína Ki-67 e células inflamatórias associadas ao tumor (macrófagos e mastócitos) no carcinoma colorretal canino. *BMC Veterinary Research*. **13**(1):111.

Yasuno, K., Nishiyama, S., Suetsugu, F., Oghihara, K., Madarame, H. e Shirota, K. (2009). Carcinoma anexial cutâneo de células claras num cão: Referência especial à expressão de citoqueratina. *Journal of Veterinary Medical Science*. **71**(11): 1513-1517.

Yumusak, N. e Kutsal, O. (2016). Um estudo comparativo entre os achados da biópsia por aspiração com agulha fina (PAAF) e a histopatologia na avaliação de tumores de pele e anexos da pele canina. *Ankara Univ Vet Fak Derg*. **63**: 393-400.

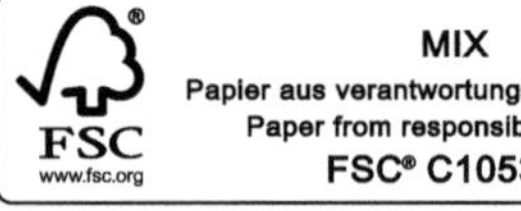

Printed by Books on Demand GmbH, Norderstedt / Germany